毒藥手帖

澀澤龍彥 著

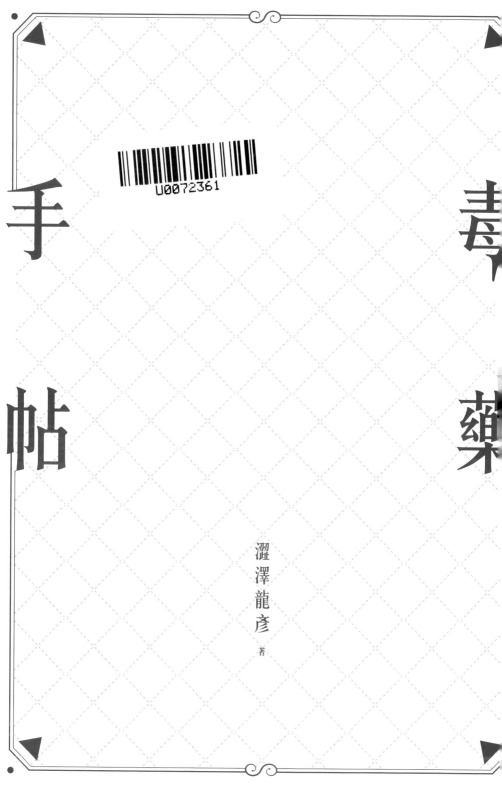

毒藥手帖 專文推薦

【日本文學】

本書透過毒藥的使用與歷史發展窺見生命奧祕，並提及與毒藥相關的魔法、巫術之軼聞，以毒藥的故事引領讀者反思人性。

——作家、私人圖書館「橡椛文庫」館長 林廷璋

《毒藥手帖》有系統的介紹古與近代毒藥的種類、用途以及著名的犯案者，堪稱是古今中外的毒物百科全書，有助於增長知識。

——「幕末·維新史」系列作者 洪維揚

【生物科學】

毒藥中有植物，植物中有毒藥，二者密不可分。想了解兩者的關係，還有毒藥的暗黑史，別錯過這本關於毒藥的博物學著作。

——金鼎獎植物科普作家 胖胖樹

日本暗黑美學大師澀澤龍彥畫出時間的軸線，並纏繞上各種毒物、毒藥、毒殺、解毒劑與毒理學的奇聞軼事。這本「毒之歷史」，將帶領讀者從獨特的角度見證人性。

——認知神經科學／腦科學家 謝伯讓

毒藥手帖 專文推薦

【恐怖奇幻】

《毒藥手帖》透過毒藥的使用與歷史發展窺見生命奧祕，並提及與毒藥相關的魔法、巫術之軼聞，以毒藥的故事引領讀者反思人性。

——預言盒子版主 **詹文貞**

推開惡意之門，進入以毒藥為名的世界，愛恨情仇皆隨毒藥起舞，串起一件件的凶殺、謀殺與暗殺。

——人氣恐怖作家 **醉琉璃**

【歷史社會】

路易十四的時代，「所有人簡直是呼吸著毒藥過活」，爾虞我詐，愛恨糾葛，一帖毒藥同消萬古仇：看完本書自古至今的各種花式下毒，你就是毒手藥王！

——旅法譯者、「以身嗜法。法國迷航的瞬間」臉書版主 **謝珮琪**

目次

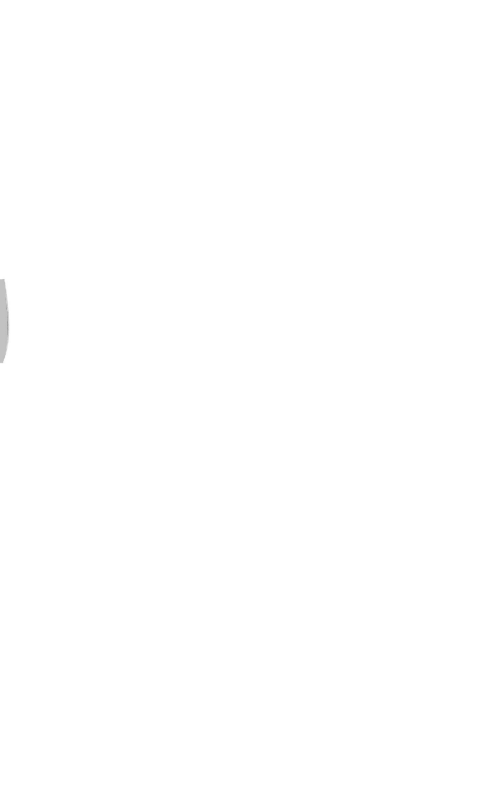

古人已知曉

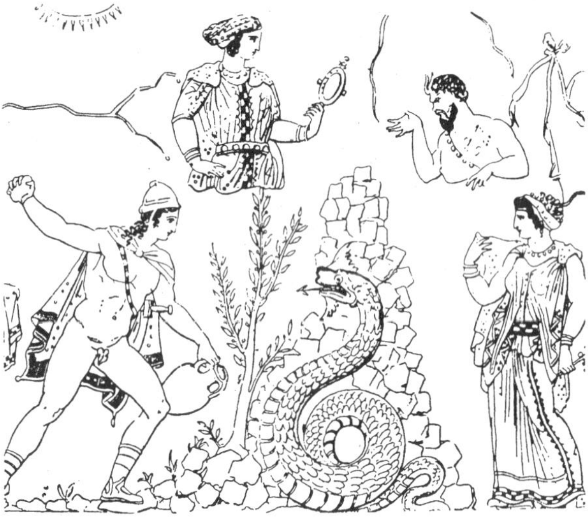

圖1　擊退龍的希臘英雄

「毒藥」一詞，強烈吸引著所有的犯罪者及浪漫文學犯罪小說愛好家，總覺得它具有奇妙魔幻又令人神魂顛倒的影響力。

我在中學一年級時，有位英語老師為了說明「押韻」的意思，便以奧斯卡．王爾德的著作《Pen, Pencil and Poison》[1]來舉例，教我們有些散文標題會使用以P為開頭的頭韻法。眾所周知，王爾德的這篇評傳是以〈綠色研究〉為副標題，文中主角王爾德（Wainewright）確有其人，他不僅是心思細膩的藝術愛好者，同時更是可怕的毒殺慣犯。

王爾德將名為馬錢子（Nux vomica）這種產自印度的結晶狀毒藥，藏在美麗的戒指中隨身戴著，企圖在庭園和城堡中殺死舅父、岳母，更計畫殺害妻妹及養父，以謀取一萬八千英鎊的保險金，是個犯下無數罪行，證據確鑿的毒殺魔人。

當然少年時期的我還不熟悉王爾德的作品，只是經英語老師親口介紹後，《Pen, Pencil and Poison》這股神奇的影響力，日後讓我確定了感興趣的方向，進而實際催生出無限夢想的種子。

暫且不談我個人的經驗，確實一說到毒藥一詞，自古便與魔法、妖術有著密切關係。眾所周知，女妖術師偏好使用天仙子、顛茄、曼德拉草、烏頭與金梅草等植物。而在還無法以科學方式明確找出死因的時代，人們經常會認為意外身亡的事件與惡魔及妖術有關，很多時候被視為妖術師的男男女女，因此被迫為這些死亡事件負起責任。

這種事情並不只發生在古時候。迷信的力量深植於人們內心當中，許多事件皆可證明迷信的力量根深蒂固，例如近代也曾發生過這樣的事情。一九五八年十月，德國北部一名百姓毒殺了自己的女兒，據說犯罪動機就是迷信「不足月出生的女兒，未來恐變成女妖術師」。

傳聞毒殺犯以女性居多，這也是統計學上難以動搖的事實。法國知名天主教作家莫里亞克的小說《泰芮絲的寂愛人生》[2]中寫到，女主角泰芮絲在飯店房間內，拿起針往青年照片的心臟部位用力扎了下去，這是一種女性毒殺犯特有的眩暈心理，從古至今從未改變，可說明顯表現出毒殺這種行為，存在於往昔咒術的延長線上。

依據《利特雷辭典》[3]的解釋，所謂的毒藥就是「從皮膚、呼吸以及消化系統進入動物體內，將對器官組織造成有害影響，還會威脅生命，並造成猝死的物質之總稱」。

這項定義當然尚有討論的空間，以科學角度來說並不算正確。自希臘的迪奧斯科里德斯（Pedanius Dicscorides）以及羅馬的老普林尼（Gaius Plinius Secundus）以來，每個時代的毒藥學家皆各自對毒藥提出不同的定義。

包含下毒方式，也會因不同時代、不同地方而異，存在五花八門的奇特作法。有些會將毒粉藏進戒指寶石中，趁對方不注意再將毒粉撒入飲品裡；有些是讓毒液附著於針頭，趁握手時刺進對方皮膚；還有人事先將毒藥塗在對方容易碰觸到的卡片或鑰匙上，手法精細巧妙，這在視權謀術數為一種藝術的荒亂文藝復興時代，實屬稀鬆平常。

甚至於手套、長靴、襯衫以及書籍都可以染上毒藥。傳聞查理五世的兒子奧地利的唐璜（Don Juan），就是因內衣被染上毒藥而死亡。

另外還能用蒸氣來下毒。亞維農的教宗克萊孟七世，便因為吸入從火把散發出來的砒霜蒸氣痛苦死去。

德國皇帝亨利七世與路易十三世的幕僚貝魯勒（Bérulle）紅衣主教，兩人同樣是在彌撒時吃下染毒的聖體麵餅而喪命。大家或許會覺得這些案例十分罕見，事實卻並非如此，其實知名的波吉亞家族暴君以及拜占庭帝國的女皇，一直都將這種褻瀆手段當作家常便飯。

毒藥甚至可以藏入灌腸器內。據說拿坡里國王康拉德（Conrad）和路易十三，就是被人用這種方法殺死，當時他們的直腸黏膜壁還留有砒霜。在薩德的《邪惡的喜樂》[4]中，也出現過灌腸狂拿坡里國王的故事，這肯定是從歷史上的逸文軼事獲得的靈感。

依據十九世紀的毒藥學家弗朗丹（Flandin）所言，古埃及的王侯會將體內含毒的女性送給敵人當作禮物。這些女性長期被餵食少量毒藥，早已對毒藥免疫而不會中毒，可是敵人並不知情，等到他們情不自禁接吻之後，唯有死路一條。傳聞亞歷山大大帝（Alexandros）也是像這樣，從印度的一郡之長手中收到美嬌娘作為禮物，卻沒想到其早就被刻意培養成帶毒體質。

生殖器也會成為下毒的途徑。有一個故事十分出名，在布匿戰爭（Bella Punica）上十分活躍的羅馬勇將卡爾普爾尼烏斯（Calpurnius），他便曾用塗上毒藥的指尖愛撫妻子的陰蒂，再利用妻子殺死了好幾個人。另外教宗依諾增爵十世的御醫，義大利人保羅．紮基亞（Paolo Zacchia）在《法醫學諸問題》[5]中也提到，拿坡里國王拉迪斯勞斯（Ladislaus）在敵人設計下，「從陰莖吸收了情婦偷偷藏於陰道的毒藥」，死得非常淒慘。

大略翻閱一下歐洲宮廷的歷史，即可發現如上述這般奇怪、獵奇又神祕的下毒方式。

法國藥物學界泰斗勒內．法布爾（René Fabre）教授便在《毒物學研究序說》[6]一書中，將毒殺犯的犯罪動機加以分類，我個人十分感興趣，在此引用如下：

家庭糾紛	四三％	復仇	九％
母親下手毒殺幼兒	二四％	謀取錢財	九％
通姦	一〇％	戀情受阻	五％

法布爾教授更進一步指出，七〇%的毒殺犯為女性，七〇%的犯罪場所位於鄉村。當然在這些分類當中，並不包含意外被毒死或自殺的案例。

儘管如此，但高達七〇%的毒殺犯皆為女性這件事，確實十分引人注意。從歷史上來看，知名的毒殺犯幾乎全是女性，男性一般不會被這類謀殺方式所吸引，甚至會避免對敵人下毒。中毒身亡的過程緩慢，下毒的女性經常是身為貴族的美女，氣質高雅且才智雙全，單憑這幾點更叫男性心生恐懼，不寒而慄。

女性毒殺犯的審判案件不勝枚舉，其中多數在犯罪史上留下了令人坐立難安的謎團。依照上個世紀末毒藥學家布魯瓦戴（Brouardel）的調查結果顯示，毒殺的主要動機大致可分為情殺與遺產繼承這二類，但事實上仍存在許多無從解釋的犯罪案例，不但無法歸類，從表面上也看不出任何動機。

這些犯罪行為，只能解釋成以虐待為樂，不然就是喪心病狂的「犯罪藝術」，別無其他。這些女性伴隨著說謊成性、愛慕虛榮又性冷感，她們才會特別做出冷靜綿密的預謀，還有病態的殘虐行為。

譬如十七世紀在法官面前自白「我為名譽殺人」的布蘭維利耶侯爵夫人（Marquise de Brinvilliers），她就是典型的例子。十九世紀為了享樂奪走二十八條人命的海倫娜·傑加德

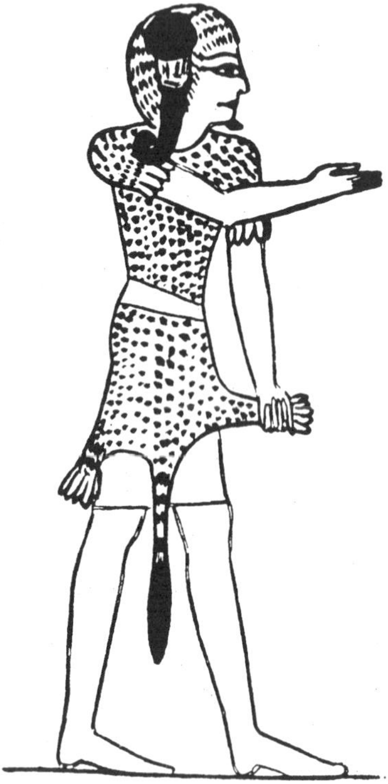

圖二　穿著豹皮的埃及神官

（Helena Jyegard），還有貪求區區保險金便害一百多人誤食砒霜之毒的範德琳登（van der Linden）夫人等等，這些全是女性犯下的詭異罪行，令人無法想像。（個別案例容後詳述。）

有趣的是，對毒殺異常感興趣而犯下謀殺罪的女性皆有一種傾向，她們除了毒殺以外，一概否認犯下詐欺、勒索或盜竊等小罪。姑且不論是否為了搏取同情，她們紛紛表示自己受到迫害，主張自己萬不得已才會犯下罪行，企圖淹滅她們具有殺人狂的傾向。她們在法官面前為了營造自己無罪的印象，於是假裝情緒激動到不省人事，還會裝成精神病發作的模樣。

其中也有貨真價實的癔病患者（例如蒙特斯潘侯爵夫人〔Madame de Montespan〕以及範德琳登等人），甚至是衝動之下才喪心病狂犯下了罪行（例如埃及豔后〔Cleopatra，又作克麗奧佩脫拉〕）。但是她們絕大多數，都出現了所謂非典型精神病的傾向，而且無庸置疑的是，這些精神病致使她們在感覺及情緒方面產生錯亂，於是她們才會完全看不出悔意（例如小阿格里皮娜〔Julia Agrippina〕及凱薩琳・德・麥地奇〔Catherine de Medici〕），毫不在意刑罰輕重（拉・瓦森〔La Voisin〕及南內特・謝恩萊文〔Nannette Shaneleven〕）。

當然在她們身旁的男性同夥（例如尼祿〔Nero Claudius Caesar Augustus Germanicus〕、阿圖瓦伯爵羅伯特〔Robert d'Artois〕及鐘錶師佩爾〔Pell〕），也都擁有堅強意志，才得以冷靜規畫完成殺人罪行。但是女性毒殺犯仍有其獨特之處，有的會病態說謊，克制不住造假的衝動（例如海倫娜・

傑加德），有的十分熱衷於寫回憶錄或匿名信件（例如布蘭維利耶侯爵夫人、拉法基〔Lafarge〕）。而且有一點特別值得一提，坦白說她們多數都是從盜竊開始走上犯罪之路（例如雷切爾・杜邦〔Rachel Dupont〕、奧拉姆德〔Orlamünde〕伯爵夫人）。

薩德在《邪惡的喜樂》一書中，對於女主角朱麗葉（Juliet）有下述這段描述：

「我將裝著毒藥的小盒子藏在口袋裡，並仔細變裝，從公共的廣場，穿過大街小巷來到娼寮之前，走遍了許多地方。接著將這個不祥的夾心糖，不分區別地發給所有人。尤其當小孩子選糖時，更讓我的邪惡思緒高漲，由此可確定我犯下了滔天大罪。一見到前幾日落入我殘酷陷阱的某戶人家，門口擺著棺材，歡喜的熱血即在我全身血管奔竄……我想，鐵定是大自然為了我的需求，才會給予我如此無法言喻的喜悅。」

關於毒藥曾留下大量記述的作家當中，除了薩德的《香閨侯爵》7、大仲馬的《基度山恩仇記》以及福樓拜的《包法利夫人》之外，還有英國的莎士比亞。當時他精通十六世紀的藥學，專業知識深受好評。他在《羅密歐與茱麗葉》中，便對販售毒藥的藥房深入描述；《哈姆雷特》一書中，父親的亡靈則提到了「受詛咒的蛇毒」；《馬克白》裡巫婆的大釜內，除了「蠑螈的眼球及青蛙的腳趾」，還內含許多當時珍貴的藥物；《李爾王》及《亨利四世》當中，更對老鼠藥的毒性留下明確的敘述。

說到傳說中年代最早的毒殺案件，應是建造尼尼微城的亞述國王尼努斯（Ninus）被妻子女王沙米拉姆（Semiramis）殺死的事件（西元前二世紀）。沙米拉姆女王就是那位建造了巴比倫「空中花園」，性好豪奢的女豪傑。

《聖經》中對於毒藥的記述極少，也許是遊牧的猶太民族對於毒藥興致缺缺。在舊約《申命記》中寫到，「你們當中不可有惡根生出毒草及中亞苦蒿」。《啟示錄》第八章也提到，「如燈火燃燒的巨大星星從天墜下，落在河川的三分之一處與水源之上，這顆星星的名稱叫作中亞苦蒿。三分之一的水變成中亞苦蒿，使水變苦，害死了許多人」，由此明顯可見，這種具有苦味的植物，被他們視為了毒藥。

傳說巴比倫尼亞國王尼布甲尼撒（Nebuchadnezzar）發瘋後，跑到原野四肢著地，像牛一樣吃草，說不定這是因為中亞苦蒿中毒，才會落得如此下場。

聽說波斯人則是反過來，長期以毒藥入菜。依據希臘歷史學家克特西亞斯（Ctesias）所言，波斯國王阿爾塔薛西斯（Artaxerxes）的母親帕瑞薩娣絲（Parysatis）為了謀殺令她厭惡的媳婦斯妲特拉（Stateira），將一隻雞剖半後一半自己食用，另一半給斯妲特拉吃，巧妙地將她毒殺致死。整件事說穿了很簡單，就是在切雞的菜刀單側刀刃上塗上了毒藥。

在東方諸國當中，毒藥學最為進步的，肯定是煉金術的起源地埃及。圖坦卡門未滿二十歲便夭折，傳聞就是因僧侶及軍人不滿他向阿蒙神禮拜，於是串通一氣偷偷地將這位法老毒死。倘若聯想到第十八王朝瓦解前夕的無政府狀態，此一說法未必毫無根據。

事實的確如此，侍奉托特神（Thoth）的祭司在王國內潛藏著勢力，據說他們還知曉如何從水果果核中蒸餾萃取出「氰化氫」。日後若遇到殘暴的君王或是不聽從僧侶階級指示的君王，時常以此毒對付他們。因為在上流階級中，三不五時就會催吐或灌腸，下毒非常容易。

譬如人稱《梅特涅石碑》[8]或是《都靈魔法莎草紙》[9]這類與埃及有關的古文書中，便記載了類似咒文、詩歌的文章，說明如何將毒排出體外，足以理解古代埃及人有多麼恐懼被蠍子及蛇這類的毒蟲叮咬。

托勒密王朝（Ptolemaios）則會用犯罪者來實驗毒藥，長期蒐集了許多毒藥，用來研究哪些方法可以減少痛苦又能有效致死。儘管如此，被人逼到絕境的女王埃及豔后，最後竟用毒蛇結束了自己的生命，說來實在諷刺。

當時埃及豔后藏在無花果籠底下偷運進來的蛇稱作阿斯皮斯（Aspis），身長兩碼多，且具有劇毒。

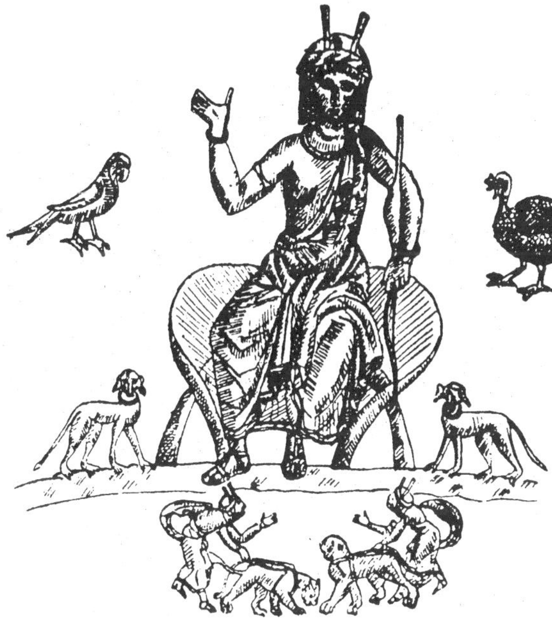

圖三　妖女喀耳刻（Circe）與奧德修斯（Odysseus）的夥伴

根據伊澤凡人的說法，「Aspis」一詞「意指各種毒蛇，狹義來說指的是棲息在南歐的歐洲腹蛇（*Vipera aspis*）。這種蛇類的頭部相當扁平，鼻上有尖角，大多生長在法國，也分布於地中海沿岸地區的黑森林、瑞士以及提洛爾地區，棲息在石灰山地，冬季才會下移至平原。」

「尤其生活在埃及的毒蛇一般稱作阿斯皮斯，埃及耍蛇人操玩的就是這種蛇類。埃及豔后用來咬死自己的阿斯皮斯，一般相信是棲息在北非的角蝰（Horned viper），學名稱作『*Cerastes cerastes*』，特別偏好沙地，會將身體埋於沙中隱藏起來，只露出眼睛、極富特色的角與鼻孔。毒性極強，身長達三十吋。」

——引用自科學隨筆《毒》

埃及豔后讓蛇咬了她的乳房，穿著女王正裝死在了黃金寶座上。不過另一種說法則是她習慣將中空的髮飾插在頭上，遇到緊急狀況即可變成裝毒的容器。（大概類似紐倫堡戰爭罪犯戈林〔Hermann Wilhelm Göring〕，將玻璃膠囊縫在腹部皮膚底下一樣。）

在希臘拉丁文學中常看到動物變身的故事，還有荷馬《奧德賽》中出現的妖女喀耳刻，也能稱她為下毒者。喀耳刻的公館周圍，總有她的戀人被魔藥化身成狼或獅子不斷徘徊。（這部分與鏡花泉的《高野聖》有些雷同。）奧德修斯的同夥也是被人灌了加進魔藥的酒，才會變成一頭豬。

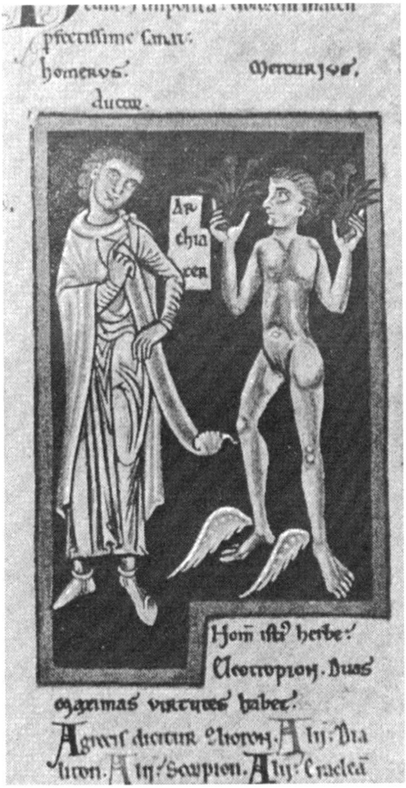

圖4　將草藥耶雷克特羅平遞給荷馬的荷米斯。
（引用自十三世紀的本草書）

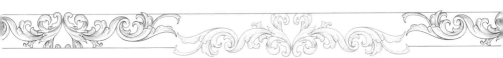

不過學問之神荷米斯卻以貌美青年的模樣現身，教奧德修斯對付妖女的方法，幫他從地面拔起長有黑根並開著乳白色花朵的除魔草藥「Moly」。究竟這種「Moly」是何種植物呢？它是人們非常信任的精神病特效藥毛莨科的植物嚏根草（Helleborus），還是拔起時會發出人聲的曼德拉草（Mandragora），或是和伊阿宋（Jason）用來使金羊毛守護神科爾基斯（Colchis）之龍睡著的草藥萊佛士豬籠草（Nepenthes rafflesiana）一樣呢？

總之希臘人不僅像傳說中所言，現實中肯定熟知各種毒藥及魔藥，這點從尤里比底斯（Euripides）的《美狄亞》（Medea），以及索福克勒斯（Sophocles）的《特拉基斯婦女》10這類描述淒慘毒殺的悲劇故事中，即一目了然。

坦白說，大概是對當時密醫及藥物橫行慘況實在看不下去了，知名的《希波克拉底誓詞》中，便提出了下述警告：

「不得給他人致命的毒藥，不該建議他人服藥，不提供任何女性少見的墮胎用塞劑」。

貪圖享樂的希臘人，看來也知曉鴉片這種藥物。在西元前二世紀文法家尼坎德（Nicander）的著作中，就有名為「Theriac」（毒獸、毒蛇咬傷的治療法）及「Alexipharmaka」（解毒法）的詩篇提到兩種毒物，內容如下所述：

「混入罌粟汁的飲品，喝下者會陷入沉睡。手腳變得冰冷，眼皮下垂，全身大汗涔涔，臉色蒼白，嘴唇腫脹，下顎韌帶鬆弛，指甲沒有血色。凹陷的眼睛就像將死之人。但是面對這種情形無須擔憂，將酒與蜂蜜調合溫熱後讓病人喝下，待病人身體劇烈搖晃後，即會將毒物吐出。」

希臘人也十分了解毒參的功效。毒參會同時使人痙攣和麻痺，死狀平和，所以主要用來自殺或處以死刑。雅典的演說家狄摩西尼（Demosthenes）用過的，還有蘇格拉底從獄卒手中接下的，肯定同樣都是這種毒參飲品。毒參大量生長在沼澤邊，容易磨碎，因此市政府常用來執行死刑。

哲學家的最後一刻，經柏拉圖（Plato）之手記錄了下來。

「蘇格拉底四處徘徊，不久後腳步變得沉重，話才說完便仰躺下來。同一時間將毒藥交給他的男子，摸了摸蘇格拉底的身體，稍待片刻後，再由下往上將他的腳檢查一番，接著用力壓著他的腳，問他有沒有感覺。蘇格拉底回說沒有，後續又用相同方式檢查另一隻小腿，就這樣逐漸往上察看，並向我們表示他的身體依序變冷僵硬了。隨後再次觸摸他的身體加以確認，摸到心臟之後，便告訴我們他已經去世了。」

——《斐多篇》（Phaedo），藤澤令夫譯

毒參在體內緩慢發揮效果的過程，能夠像這樣正確又戲劇化地描寫出來嗎？

依照柏拉圖的描述，蘇格拉底似乎完全沒有出現肉體上的痛苦。最後他向克力同（Crito）攀談，克力同回話之後，此時蘇格拉底已經無法答話，文中只提到，「過了一會兒，他的身體動了一下，負責這項工作的男子拿開罩子一看，他的眼睛已經動也不動了」。

最後再來說說，希臘人拿某種動物腐敗的血液當作毒藥的故事。

如果普魯塔克（Plutarchus）的說法可信的話，在薩拉米斯（Salamis）一戰中獲勝的地米斯托克利（Themistccles），就是喝下牛血自殺身亡。但是存在有機體當中的生物鹼（alkaloid）腐敗後會形成屍毒這件事，對照日後化學上的發現，仔細想想這些希臘英雄的死前最後一刻，未必只能當成一種傳說。

書目註記

1. Pen, Pencil and Poison: A Study in Green, Oscar Wilde, 19th C.
2. Thérèse Desqueyroux, François Mauriac, 1927.
3. Dictionnaire de la langue française, Emile Littré, 19th C.
4. Histoire de Juliette, Sade, 19th C.
5. Quaestiones Medico-Legales, Eliae Rehefeldii, 1660.
6. Précis de toxicologie, Ren’ e Fabre, 1919.
7. La Marquise de Gange, Sade, 19th C.
8. Metternich Stela, 380-342 B.C.
9. Turin Magical Papyrus, 12th B.C.
10. Women of Trachis, Sophocles, 450-425 B.C.

腥風血雨的羅馬宮廷

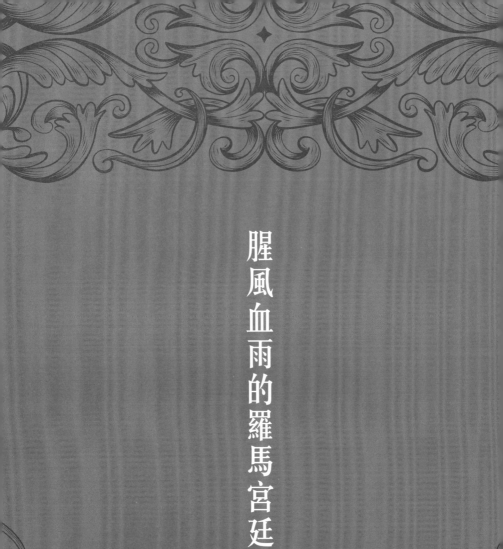

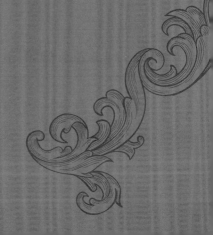

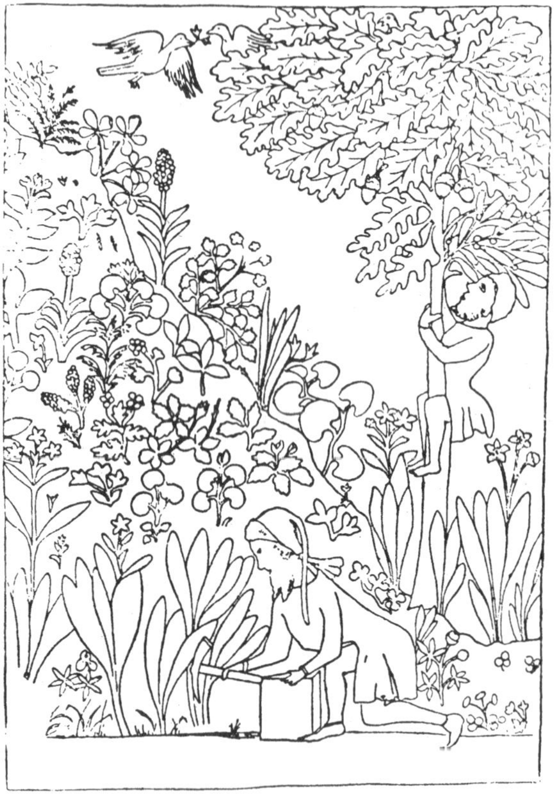

圖5　採集植物的圖畫。引用自十五世紀的寫本

自東方以及埃及傳入西歐社會的毒藥，到了羅馬宮廷才找到適合它大舉活躍的舞臺。除了宮廷之外，無論在羅馬城的廣場或十字路口，都能見到販賣可疑春藥的香料師四處行商，還有江湖郎中、解夢的色薩利魔法師雲集，企圖誆騙重度迷信的老百姓。

根據普魯塔克在《希臘羅馬英豪列傳》[1]裡的記載，由羅馬傳說中首位君王羅穆盧斯（Romulus，西元前七〇〇年）所制定的第一部法律中提到，「法律認同丈夫有權將下毒、偷換孩子、偽造鑰匙或通姦的妻子逐出家門」。這部法律其實並不算嚴格，畢竟心地再善良的丈夫，也不可能與下毒的妻子共同生活。

但是後來制定的《十二銅表法》[2]這部法律（西元前四五四年），開始嚴格處罰涉及毒藥和魔法之人。此外在西元前八二年，當時的執政官蘇拉（Sulla）還制定了《科爾內利亞法》，附加上一些處罰條例，對於使用毒參、火蠑螈、烏頭、曼德拉草和菊虎之人，將驅逐國外並沒收財產。直到這時候，毒藥才得以在醫生手上自由販售，因此想要自殺的人或是犯罪者，不時會去給醫生找麻煩。

在蘇拉的法律之後沒多久，西塞羅緊接著制定了十分有名的《克魯蒂烏斯辯護論》（西元前六六年）[3]，讀完之後即可對羅馬人陰險的家族關係，以及黑心醫師在這其中擔負哪些危險職責瞭若指掌。此一事件屬於古代刑事訴訟案件，感覺很有意思，為大家稍微詳述如下：

寡婦薩沙在第一次婚姻中生下了一女一子，不久後卻愛上了自己的女婿，搶走了女兒的丈夫，兩人甚至還成了親。後來這個水性楊花的女人又變了心，與前科犯歐皮尼庫斯來往親密，並引誘他毒殺自己的現任丈夫，也就是以前的女婿。薩沙就這樣結了第三次婚，只是新婚丈夫歐皮尼庫斯的家人竟在此時從中作梗，於是她收買了兩名江湖郎中，將歐皮尼庫斯一家人全部殺死。被害者包含歐皮尼庫斯二名年幼的兒子、岳母、二名小舅子與懷孕中的弟妹共六人。

然而薩沙在第一場婚姻中生下的兒子克魯蒂烏斯，他見到母親異於常軌的行徑，擔心自己會不會也慘遭殺害，後來便將被收買的黑心醫師與母親告上法庭。結果前一起事件的兇手歐皮尼庫斯被處以流放，沒想到喪心病狂的薩沙竟在此時再次收買了一名藥劑師，打算要下毒殺死流放中的情人。其實這整件事是為了將罪過推到兒子身上的陷阱，最終毒殺未遂，歐皮尼庫斯認定犯人鐵定是克魯蒂烏斯，反將他告上法庭，這下正中薩沙的下懷。這時候為蒙受不實之罪的克魯蒂烏斯挺身辯護之人，正是西塞羅。靠著西塞羅嚴正辯論下，克魯蒂烏斯終於得以勝訴。

這起事件著實令人鼻酸又感到可怕，證明即便在《科爾內利亞法》制定後，毒藥的使用在羅馬社會中仍未消失。所以後來凱撒皇帝才明定新的《尤莉亞法》（Lex Julia），規定必須將毒殺犯處以比其他殺人犯更重的懲罰。羅馬人生性務實，才會制定出嚴格的法律。

凱撒之後，風氣越發萎靡，歷代皇帝開始將毒藥當作政治上的武器，殺人者，也就是今日所謂的殺手，成為羅馬城裡的名產。就連平民住宅區蘇布拉街上，或是台伯河口的海港城奧斯蒂亞，還有希栢利（Cybele）神殿內，都有殺手不祥的黑影四處徘徊，成群結黨夜夜在羅馬七丘之一的埃斯奎利諾山（Esquilinus）墓地舉行祕密集會。

謠傳在這時候，名叫卡尼迪亞與薩加納的女妖術師姐妹會現身在這個墓地，挖開墳墓盜走小孩骨骸，利用骨髓製造春藥，總之她們一直熟知如何使用屍毒。賀拉斯（Quintus Horatius Flaccus）在《長短句》（Epode）第五篇中寫道：

面容醜陋的卡尼迪亞
在額頭上以蛇為飾
將染上蟾蜍血的雞蛋
混入地獄之鳥的羽毛
又把產自愛爾庫斯城的毒藥
摻入骯髒的母犬骨頭……

從這些詩句中足以得知，在羅馬城中這些女妖術師不祥的名聲被傳得多麼沸沸揚揚。話說若要提到古代研究毒藥的最高權威，肯定要介紹這位有憑有據的神奇人物。他就是歷史上赫赫有名，曾與羅馬奮戰的朋土斯（位於黑海南岸的國家）國王米特里達梯六世（Mithridates VI Eupator，西元前六三年歿）。

這位國王自小生長在宮廷內的陰謀漩渦之中，因此召集了一群由巴比倫尼亞人及斯基泰人（Scythae）組成的醫師團隊，立志投入毒藥的研究，後來自己更成為這方面的權威。現在一說到「米特里達梯」，甚至已經成為意指解毒劑的普通名詞。

帕加馬和安納托力亞地區的君王，從以前便習慣讓負責試毒的奴隸試吃膳食飲品，見到奴隸沒死自己才敢入口，包含米特里達梯國王的身邊，也一定會安排負責這些工作的奴隸。而且性格殘酷的國王，還會利用死刑犯實驗毒藥，自己也會服毒進行防毒的練習。長久培養的體質便因此出現免疫，傳說他敗給羅馬的龐貝失去城堡後，當下不得不服毒自殺竟告失敗，這才無奈命身邊奴隸將自己殺死。

根據老普林尼的說法，米特里達梯國王「曾將朋土斯地區的鴨血混入解毒劑內」，聽說這麼做的原因是「鴨常吃有毒的魚和蟲」。這種事情在歷史上恐怕是頭一遭，堪稱一種血清療法，從學術上的角度來看也十分值得重視。

從國王遺物中還發現了解毒劑處方的祕密記錄，經龐貝帶回羅馬後，由文法家涅羅斯（Nereus）翻譯成拉丁文。隨後解毒劑的記錄被皇帝尼祿的御醫達摩克拉底等人不斷改良後，流傳至中世紀，成為所有解毒劑的範本。

在大仲馬的《基度山恩仇記》裡就有「礦物學」一章，提到檢察長維萊福爾（Villefort）夫人服用少量毒藥培養免疫力的情節。總之就是要設法與對方一起服毒後，獨留自己存活下來，這段插曲顯然是從米特里達梯國王的故事中得到的靈感。

接下來，再將話題轉回羅馬宮廷。

米特里達梯國王的毒藥祕方經龐貝之手傳到羅馬後，沒過多久在皇帝所屬的朱利葉斯家族之間，便一再發生淒慘的連續殺人事件，究竟這件事與毒藥祕方是否有關，我們不得而知，總之事情經過大致如下所述：

第二代皇帝狄比流剛掌權不久，即想擺脫如燙手山芋的侄子日爾曼尼庫斯。依據歷史學家蘇埃托尼烏斯（Gaius Suetonius Tranquillus）所言，年紀輕輕才三十四歲的日爾曼尼庫斯，在亞美尼亞與卡帕多奇亞立下赫赫戰功後，竟在安條克戰場上，「疑似被毒殺而體弱身亡」。另一位歷史學家塔奇斯認為，曾為敘利亞總督的皮索（Gnaeus Calpurnius Piso）暗中在狄比流皇帝命令下，向日爾曼尼庫斯下了慢性毒藥。

皮索原本就很嫉妒頗具威望的日爾曼尼庫斯，擔心單靠下毒並無法致他於死地，於是與野心勃勃的妻子普蘭西納（Plancina）攜手，將敵人名字刻在長方形鉛板上向地獄之神祈願，施行自古流傳的咒法「詛咒板」（Defixionum tabellae）。

按照塔奇斯的說法，傳聞在皮索家中「發現了從墳墓挖出沾滿血的屍塊、刻上日爾曼尼庫斯姓名的鉛板、護身符和魔法文書。」（《年代記》〔Chronicle〕第二卷）

另一方面，蘇埃托尼烏斯將日爾曼尼庫斯死亡的過程描述如下：

「除了身上出現紫黑斑點，還有口中冒出泡沫之外，當他的屍體被焚燒後，人們發現他的心臟竟然完好無缺。其實一般人都相信，被下毒的心臟會因火燒而復原。」

——《羅馬十二帝王傳》

在侄子的喪禮上，皇帝依舊表情淡然，不知是否十分期待這次毒殺的成果。過了一段時間之後，有一說是日爾曼尼庫斯的兒子卡利古拉（Caligula）為了幫父親報仇，於是向狄比流下了慢性毒藥，最終等不及藥效發作，便將引退至卡普里島的皇帝用蒲墊悶死了。

不過這個卡利古拉，因被妻子凱索尼亞灌了激烈的春藥險些喪命，最後下場是遭近臣殺害。

他一直憎惡劍鬥士，有一次一個名叫哥倫布斯（鴿子之意）的劍鬥士打贏比賽，從競技場離開時，竟在箭場被人從傷口注入毒藥而亡。後來為了紀念這件事，此後這種毒藥便取名為「哥倫布斯」，十分常用。

後來受親衛隊擁戴的愚君克勞狄一世，取代了這名暴君卡利古拉。但他長期被好色的兩名妻子，與愛拍馬屁的醫師完全玩弄於股掌，醫師還讓他終日戴著睡帽，這個堪稱傀儡的可憐老人，最後也成了陰謀下的犧牲者。

接下來，依照順位應由皇帝與第一夫人麥瑟琳娜（Valeria Messalina）生下的兒子不列塔尼庫斯（Britannicus）繼承帝位，如今卻由尼祿繼任，這全是因為尼祿的母親，也就是皇帝的第二夫人小阿格里皮娜在知名毒藥師洛庫斯塔（Locusta）指導下，殺害了皇帝。

克勞狄一世非常愛吃菇類，因此小阿格里皮娜總會為他獻上蕈菇料理。有一種說法是，負責試毒的奴隸哈洛特斯（Halotus）在卡比托利歐山舉辦野外宴會時，取來毒菇獻給了皇帝享用。

另外在塔奇斯《年代記》的記錄顯示，皇妃小阿格里皮娜的情人，也就是生於科斯島的色諾芬（Xenophon）醫生，也在這場陰謀中參了一腳。其實在皇帝中毒後胸悶難耐時，就是這名醫生趕來為他催吐，再趁機將染有速效毒藥的鳥羽毛，插進了皇帝的咽喉深處。

尼祿成功繼承皇位，後來在繼位當天留下一句名言，「蕈菇乃神御用之物」，並留傳於後世。

話說下一個犧牲者會是何人呢？尼祿野心勃勃的母親駭人聽聞，又再對尼祿同父異母的兄弟不列塔尼庫斯心生嫉妒，決定下手殺了他。

排除萬難才得以年滿十五歲的不列塔尼庫斯，患有癲癇的老毛病，三不五時會喪失意識，所以即便他遭受毒害，人們應該也會相信那是發病所致。但是事情真能如小阿格里皮娜所願嗎？

女毒藥師洛庫斯塔這次也在背地裡成為幫凶。她平時會被關在親衛隊長看守的牢房，每當計畫某些陰謀時，她即能重獲自由，加入密會。這次同樣是在她的指導下反覆進行實驗，利用羔羊、小山豬及奴隸等，完成了具電擊效果的毒藥，而納西瑟斯（Narcissus）這個人，則負責將毒藥倒入死亡酒杯當中。

這段兄弟相殘的淒慘過程，被法國古典劇作家讓．拉辛（Jean Baptiste Racine）精采描繪出來，本劇還曾經搬上文學劇場演出，相信很多人都知曉。

依據塔奇斯的記述，試毒的奴隸試吃後，將飲品獻給不列塔尼庫斯，結果因燙口又交還奴隸，兇手便趁此時下毒。這種可怕的劇毒，讓不列塔尼庫斯瞬間氣絕身亡，一句話也說不出來。

同席的眾人無不驚恐萬分，紛紛盯著尼祿的臉瞧。但是尼祿卻面無表情，直說「他一定是癲癇發作，畢竟他從小就有這毛病，等等便沒事了」。

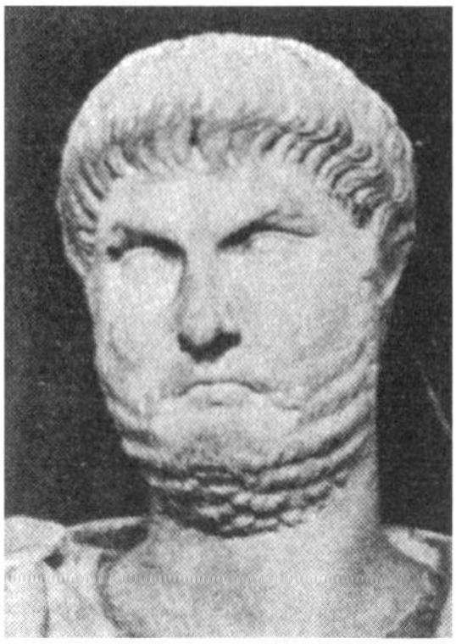

（1）二十歲當時，蓄鬍的年輕皇帝
（小阿格里皮娜仍在世）

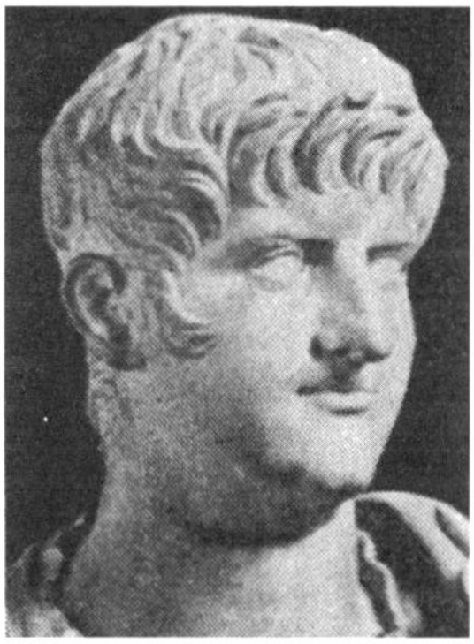

（3）晚年的皇帝
（眼光呆滯）

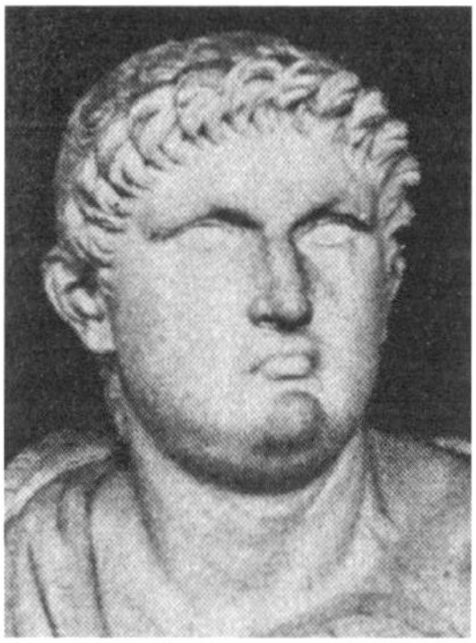

（2）發福的中年皇帝
（五十九歲時剃掉鬍子）

圖6　尼祿的三種肖像

反觀小阿格里皮娜雖強裝鎮定，卻還是因為恐懼而面露茫然之色，可見她與此事件毫無關係。一瞬的沉默之後，宴會又開始熱鬧起來。

這天晚上，不列塔尼庫斯便去世了。喪禮已經事先籌辦，儘管天降豪雨，還是連忙將他埋葬，因此明眼人都知道這是場犯罪。

尼祿身邊參與此事的寵臣，有如不祥的巧合，隨後相繼喪命。

顯然尼祿的用意正是如此。諸如納西瑟斯、帕拉斯、德魯福斯（Doryphoros）、布魯斯（Burrus），以及最後參與謀畫推翻皮索一派奪取帝位的哲學家塞內卡（Lucius Annaeus Seneca）也奉命自殺，喝下毒參後死去。

剩下奸婦小阿格里皮娜。尼祿對於母親輔政備感壓力，卻又無計可施，一有機會便企圖殺死母親，只是他認為若像不列塔尼庫斯一樣下毒行兇的話，鐵定會被人看穿。於是他計畫讓小阿格里皮娜乘上小船讓海浪衝走，令她命喪大海，可惜這個計畫卻以失敗告終。

最後小阿格里皮娜是被尼祿派來的百夫長給刺死。傳聞她當下向刺客直言：「往我的腹部刺下去吧！」最後這一瞬間，她猶如在祈盼著，懲罰自己的肚子生下如此殘忍無情的兒子……。

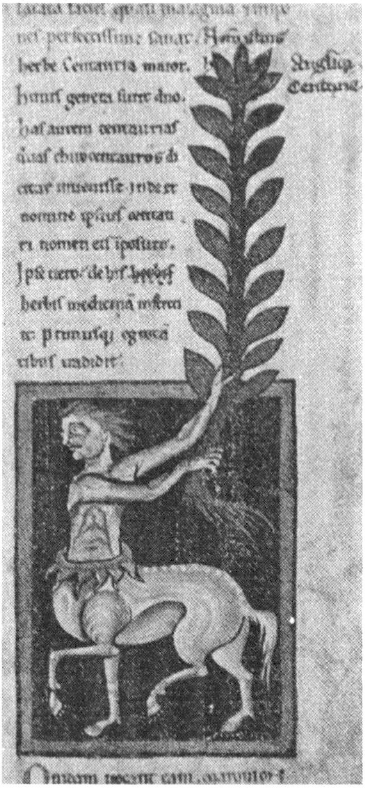

圖7　握著百金花（Centaurium ，龍膽科的一種）的半人馬。
引用自十三世紀的本草書

毒藥師洛庫斯塔在尼祿的宮廷裡如魚得水，召集弟子教授祕法，卻在加爾巴皇帝時代被處以死刑。她一死，那些連續殺人事件便突然無影無蹤。

古代藥學總會和神話或傳說混為一談，例如老普林尼等人也非常相信神奇的幻想動物具有特別的毒性，十分有趣。他說過，海中存在所謂「海兔」的珍奇異獸，且母海兔有毒，不過公海兔的身體卻能成為解毒劑。

神話人物赫卡忒（Hecate，生產、冥界的女神）及美狄亞（科爾基斯地區的女巫）使用過的植物，原汁原味出現在奧芮培錫阿斯（Oribasius，西元前四紀）及蓋倫（Claudius Galenus，二世紀）等希臘醫師的處方中，這點也相當有意思。

羅馬和希臘一樣，知曉水銀有毒，因此迪奧斯科里德斯為了避免水銀的有害蒸氣，總是建議採礦業者戴上特別的面罩。礦物的毒性，甚至連領受德爾菲神諭的阿波羅女巫都一清二楚。

埃利安（Casperius Aelianus，三世紀）還有奧維德（Publius Ovidius Naso）這些古代作家，都曾提到斯奎蒂亞的戰士習慣將弓箭染上毒蛇的膽汁及血液。說到斯奎蒂亞，就是指歐洲東北部臨近亞洲的邊境地區。

由此可知，除了較為近代的發現之外，基本上自古代一直使用至十九世紀中葉的古老毒藥，主要歸類成動物、植物與礦物這三種。

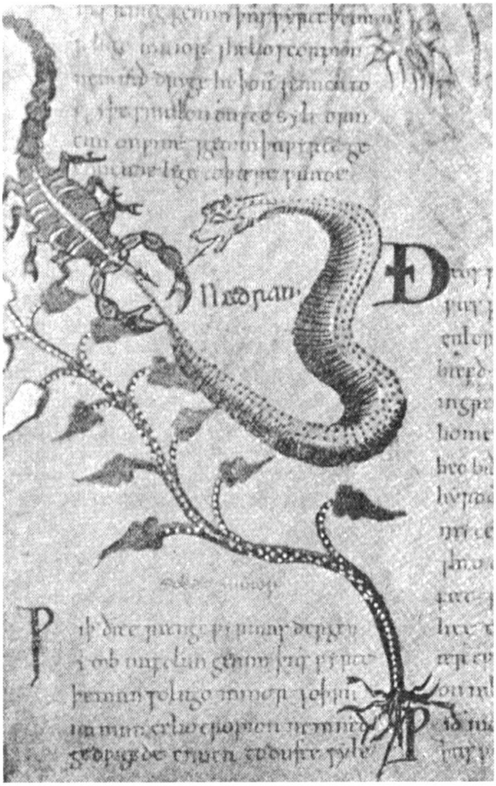

圖8　毒蠍與毒蛇的爭鬥。一旁描繪的是紫草科的植物。
引用自十一世紀的本草書

動物性毒藥中最廣為人知的，應屬用牛及蟾蜍血液製成的屍毒，其次是蝮蛇及蠑螈的毒藥，還有菊虎和吉丁蟲的毒粉。如吸食的話，這類昆蟲粉末具有令人作嘔的刺激性惡臭，而且在排尿時會發生劇痛，不過對於想要持續性勃起縱情淫樂的人來說，經常被當作春藥使用。

老普林尼提過，賽普勒斯國王財產拍賣之際，小加圖（Cato Minor）投入巨款買下菊虎，因此才有了毒藥商人此一別名。而十八世紀的薩德侯爵，也是對他的情婦下了菊虎之毒。

植物性毒藥的種類最多，卻不一定引發劇烈作用，不過毒參、毛地黃或某些菇類則屬例外。另外像是秋水仙、大戟、曼陀羅花及顛茄等植物，吃下也不一定會死亡。

推測這些有毒植物，通常是用來增強礦物性毒藥的作用。

產自火山地區的雞冠石（Sandarach）或雌黃這類的礦物性毒藥，按照迪奧斯科里德斯的說法，會腐蝕內臟造成嚴重傷害。這些都是來自大自然的砒霜硫化物，前者呈現紅色，後者為黃色，習慣與鉛、硃砂、水銀或白鉛一同混用。

古代毒藥的配方被視為祕密，否則就是以極其粗略籠統的形式保留下來。所以今日已經不可能知道米特里達梯解毒劑的正確配方，更無從得知害死不列塔尼庫斯的水藥成分。

針對後者的部分，十九世紀末的奧古斯丁．卡班（Augustin Cabanès）博士推測是混合了鉛與水銀的毒藥，同樣是十九世紀末的植物學家愛德華－吉恩．吉爾伯特（Edouard-Jean Gilbert）則主張是桃花煎煮而成的毒藥，另一方面，在《利特雷辭典》裡記錄的則是氰化氫。

這些毒藥全都能在自然狀態下大量產出，容易取得，甚至沒有限制販售。

毒參在希臘的確是由國家專賣，不過羅馬的貴婦卻可以偷偷至不法藥局買得毒藥原料，不必有任何顧慮，至少不用擔心法律問題。因為當時並不存在法醫學，因此完全不會解剖驗屍，反倒是被害者的家人一見到屍體冒出無色無味的鉛色斑點，總會急忙將遺骸火葬。

古人熟知的解毒法，直到最近仍有人採用。有錢人會將寶石磨成粉混入上等葡萄酒中，也會仿傚米特里達梯的智慧，喝下朋土斯地區的鴨血。如果經濟狀況不允許，便參照迪奧斯科里德斯、埃提烏斯（Flavius Aetius，五世紀的希臘醫師）或尼坎德（Nicander）的意見，入浴後喝下蜂蜜酒來解毒。

所謂的「解毒膏」（Theriac）製作方法，其實非常簡單。切掉毒蛇頭尾，將蛇肉煮熟，再加入麵包屑及各種香料，磨粉後化入產自克里特島的酒中，接著加入阿提卡產的蜂蜜拌勻即可。

這是由曾經擔任尼祿御醫的希臘人安德洛瑪刻（Andromachē）所發明的特效藥，深受小阿格里皮娜皇妃愛用，而且據說蓋倫也為馬可．奧理略（Marcus Aurelius Antoninus）皇帝試做過。

除了能有效解毒之外，針對性無能及鼠疫等各種疾病也能發揮效果，在中世紀期間廣為流行，而且直到十九世紀中葉，仍備受鄉村百姓愛用。

書目註記

1. Parallel Lives, Plutarchus, 1th C.
2. Leges Duodecim Tabularum, 454 B.C.
3. Tusculanae Disputationes, Cicero, 45 B.C.

曼德拉草的幻想

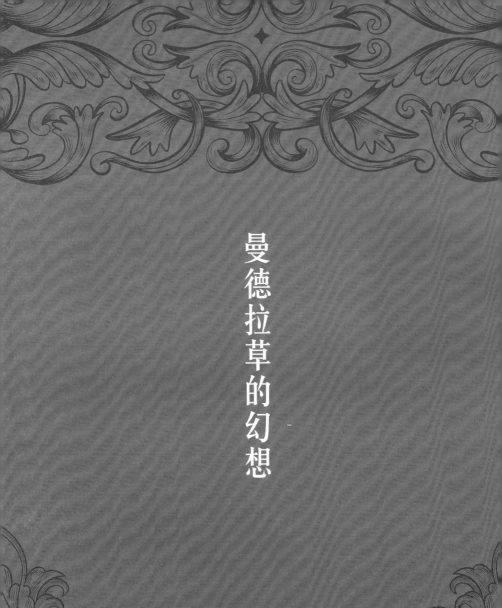

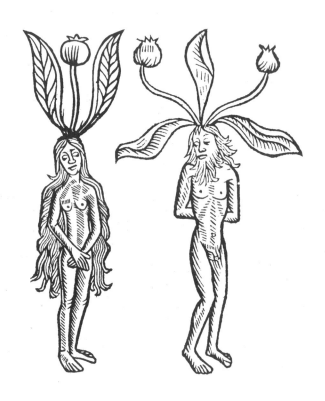

圖9　曼德拉草的寓意畫

《女巫》的作者米什萊[1]一直提到一點，毒藥大眾化堪稱中世紀一大現象。從羅馬帝國沒落至拜占庭帝國滅亡（一四五三年）的黑暗歲月長達一千年，少有文獻能簡單將這段歷史歸納出一個結論，因此事實如何無人知曉。但在基督教的神學家及鬼神論者為當時的魔法師蒙上神祕面紗時，相信他們已悄然掌握了大自然的祕密，儼然近代醫學之萌芽。

被人喚作魔法師的這群人，算是不容於世的社會邊緣人，因此內心總對封建貴族及聖職人員充滿嫉妒與怨恨的情緒。這些人會離開隱居處所，前往草原採摘茄科植物（*Solanum maximowiczii Koidz*）、龍葵（內含茄鹼的茄科毒草）、顛茄和天仙子這類毒草，製成可疑毒藥及春藥，出售給想報仇的犯罪者。米什萊的書裡，便記載著許多這類的故事。

反正在那種仍無法區分魔法師、醫師或毒藥師的時代，多數人在當時仍深信，女妖術師發出的惡臭與嗜睡性汁液十分類似，而這種汁液通常「衍生自曝曬在陽光下的毒草內部」（格雷斯）。

中世紀的妖術師會販售墮胎藥、春藥，還會傳授咒語祕法，完全融入貧民百姓的生活當中，不像往昔的女毒藥師美狄亞及洛庫斯塔，會參與政治事件或皇室鬥爭。

但在中世紀並不只有魔法師和妖術師，曾助長米什萊口中的「毒藥大眾化」現象。例如十五世紀出版的聖人列傳，在這本雅各．德．佛拉金舉世聞名的《黃金傳說》[2]裡，便記述了過去修道院內的毒殺未遂事件，令人興味盎然。

這個故事發生在六世紀，一座義大利修道院的院長去世了，於是名聲顯赫的聖者班奈狄克（Benedict）在眾人請求下成了新院長。只是新院長施行的戒律過於嚴格，因此院內怏怏不平的人集結起來，在院長的葡萄酒裡下毒。

沒想到班奈狄克在餐前手劃十字之後，內含毒藥的酒壺竟像被摔在石頭上瞬間粉碎，因此讓他察覺此事，起身喚來眾人。

「神已經原諒了你們的行為，既然我理想的戒律無法令你們滿意，只好讓你們去追隨心儀的院長，如此一來，我便可以與你們分道揚鑣……」

這個故事有如奇蹟顯現，每次聽到這樣的故事，就知道無論名聲如何顯赫的聖者，環繞在身邊的毒殺威脅依舊不會完全消失。畢竟區區一個鄉下修道士就能輕易取得毒藥，可見當時位高權重者和貴族是如何熟練毒藥的操作。在曖昧不明的中世紀歷史上，記載了許多國王充滿謎團的離奇死因，這些死因恐怕都是毒藥所致，而且這種說法並非空穴來風。

舉例來說，讓中世紀民眾戰戰哆嗦的史詩《尼伯龍根之歌》（Das Nibelungenlied）也曾提到，恐怖之名甚至留傳到後世的匈人（Hun）之王阿提拉（Attila），傳說是在年輕妻子懷中而亡，事實上認定他是遭人毒殺的說法，或許更加合情合理。

話說與妖術師齊名，堪稱中世紀毒物學權威的，當屬從中東地區流浪至歐洲各都市的猶太人。譬如禿頭查理王的御醫謝德基亞（Sedecias）就是一名猶太男子，據說他提供給國王的毒藥量足以致死，因此備受當時代的人們責難。

另外還有奧美特，他在敘利亞旅行途中染上惡性瘧原蟲，日漸消瘦而亡，不過有人卻認為，事實上他是因為慢性中毒衰弱致死。依據十七世紀末出版的《江湖騙子奧美特的生涯》一書所記載，有位名叫栽那卜（Zaynab）的猶太青年，為了測試奧美特是不是真正的預言家，於是在宴會席上朝他的餐點中投毒，結果奧美特的身體日漸衰弱，在三年後便去世了。

一直十分擅長用毒的猶太人普遍都知道如何防範未然。伊本．魯世德（Ibn Rushd）的猶太人弟子邁蒙尼德（Maimonides，十二世紀），他在描述毒藥的著作中提到，解毒劑包含雞糞便、凝乳劑、蒜泥、小鴨及硝石，另外也提到被毒蛇咬傷時，可將祖母綠置於上腹部，這些都能反映出時代的迷信，以及對魔法的深信不疑。邁蒙尼德在二十五歲時成為御醫，專門服侍打敗十字軍的回教皇帝薩拉丁（Saladin），並長期奉命監督解毒劑的製作。

連同猶太人和妖術師形成中世紀三位一體的惡魔，就是漢生病的患者。

一三二一年的春天，在腓力五世統治下，腸炎肆虐法國，在普瓦圖、阿奎塔尼亞及阿圖瓦等地區奪走許多人命。當時候的人們認為傳染病乃惡魔所為，將猶太人及漢生病患者視為惡魔之友，所以人們相信腸炎會如此猖獗，正是他們這些社會賤民到處在井裡或水泉下毒，而莫名其妙地恐懼他們。

甚至有學者主張，醫學及藥學相關知識會在十三、十四世紀大大普及的理由之一，就是因為歐洲在這個時代傳染病盛行的關係。漢生病、麥角中毒（也稱作「聖安東尼之火」）還有鼠疫，就是當時最主要的疾病。梅毒則是在大約一世紀後才出現。

傳聞漢生病患者會用白布從頭到腳包起來，蓋上頭巾遮住面容，手裡拿著所謂的「乞食鈴」，有如僵屍一樣，漫無目的流浪世界各國。所以大家只要一聽見鈴聲，就會連忙逃離以避開他們。

不過鼠疫及漢生病的話題與毒藥並無直接關聯，所以暫且不提。

法國的卡佩王朝，也有幾位國王疑似死於詭異的毒殺事件，比方說路易五世與路易十世等人。路易八世的賢妻乃大名鼎鼎的卡斯蒂利亞的布蘭卡（Blanche de Castille），謠傳就連她也為了誘惑愛人香檳伯爵（Count of Champagne），下手毒殺了路易八世。

由於王室籠罩在疑雲滿天的沉重氣氛下，對於宮廷內的飲食極為慎重。就像過去東方的君主會在身邊安置奴隸負責「試毒」一樣，宮廷裡的總管會監視國王及皇太子的飲食，用餐之前，總是習慣少量試吃。包含由水晶及貴金屬製成，上鎖後嚴密保管的成套餐具，也會由信任的侍者一一清點。還有鹽的精製過程不理想的話，色澤看起來就會像砒霜一樣，所以一定會嚴格看管。

畢竟總管也曾被敵人收買，依舊無法完全放心，所以除了世間的國王之外，就連宗教界的羅馬教皇，也一直對毒藥非常神經質，彌撒時會十分警戒地盯著負責保管聖器的人員試吃聖體麵餅。因此世上的掌權者，總是投注許多心力在尋覓預防中毒的解藥。

在詩人還有首例旅行家的故事中，除了解毒劑之外，還記錄了透過動物性物質、礦物性物質顯示毒藥存在的幻想內容，深受當時人們的關注。諸如塞維利亞的聖依西多祿（Isidorus Hispalensis）、馬博杜斯（Marbodus）、博韋的樊尚（Vincent de Beauvais）、大阿爾伯特（Albertus Magnus）等學者，更進一步使這樣的信仰深根固本，開啟十三世紀後《金石誌》及《動物誌》的康莊大道。舉凡瑪瑙、血石、紅玉髓及紅瑪瑙等寶石皆備受珍藏，被視為具有治療效果。就像這樣，關於寶石的某種神祕象徵主義學說，便在中世紀誕生。

人們相信，只要將紫水晶、珊瑚或蟾蜍石（推測是來自蟾蜍頭的遠古動物牙齒化石）等物放在有毒的泉水旁，即會開始變色。另外從龍胃形成的某種自然結石，也就是龍糞石或蛇紋石等物質裡，一般也深信具有相同功效。但是龍糞石這類的石頭現實中並不存在，僅存在天馬行空的詩人以及天真爛漫的學者腦海中。

獨角獸的角也能用來解毒，所以在宮廷裡十分受到珍視。獨角獸也是幻想中的神話動物，現實中所使用的角，其實是源自類似海豚的海中生物一角鯨。這種海中生物的牙在中藥裡也會用來解毒，而西方相信將它放在毒藥旁即會產生濕氣。據說不少有錢的貴族為了取得部分一角鯨的牙，不惜將領地賣掉或抵押。卡佩王朝便將這種一角鯨的牙，永久保管於聖但尼聖殿中。

還有一種護身符稱作「蛇之舌」，在中世紀也是眾所皆知的解毒劑。實際上使用的則是鯊魚的舌頭，十四世紀知名的旅行家約翰．曼德維爾（John Mandeville）便在《金石誌》中寫到，將蛇之舌放在毒藥附近即會變色，還有不擅言辭的人隨身攜帶蛇之石的話，就能神奇地出口成章。十六世紀的金銀工匠便在貴族吩咐下，將這種鯊魚的舌頭鑲上寶石，用來識破鹽壺中的毒藥。

熱衷神祕學及煉金術的亞維農教宗若望二十二世，十分深信這種「蛇之舌」及寶石功效顯著，是個冥頑不靈的迷信之人。這位怪誕不經的教宗，將反對教廷處置卡特里派的弗朗切斯科修道士貝爾納．德利西耶克（Bernard Délicieux）關進大牢，追殺詩人但丁（Dante Alighieri），燒毀維拉諾瓦煉金師阿諾德（Arnaldus de Villa Nova）的著作，種種迫害文化人的行為從未罷手。

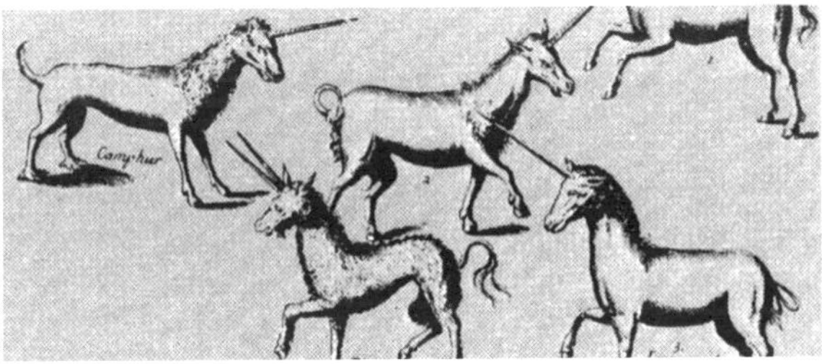

圖10　形形色色的獨角獸

有一天，教宗的外甥猝死，他居然將卡爾的主教尤格．傑拉爾迪（Hugues Gerand）告上法庭，活生生將他剝皮燒死。而告發的理由，竟是這名主教詛咒了外甥。教皇一直深信，有無數的妖術師不停在詛咒自己。

由於他是這種具有被害幻想症的人，有一次法國國王腓力五世送他新年禮物，他收到了可用來解毒的二個「蛇之舌」後，整個人興喜若狂。他將其中一個蛇之舌鑲上了大量紅寶石、祖母綠及珍珠後，加工分成了六條金飾，另一個則加工分成了十二條巨大銀飾。

但是讓教宗更加欣喜若狂的，是一三一七年從貝亞恩（Béarn）公爵夫人借來的刀子，刀柄上裝飾著「蛇之角」。雖說是「蛇之角」，事實上卻是犀牛角，同為防毒的護身符。遞交物品的儀式十分莊嚴，還寫下正式的借據。後來教宗若望二十二世將這把刀子據為己有，保管了十年以上，直到一三三一年公爵夫人的遺族要求歸還，他才不得不割捨。

中世紀的人們會如此熱衷尋求護身符、聖羊皮紙（猶太人綁在左手腕或額頭上，寫著《舊約聖經》字句的羊皮紙）與解毒劑，歸根究柢是因為他們過於天真，而且極度恐懼死亡。羅馬教宗對於迷信如此深信不疑，實在叫人難以置信，也足以想像在當時民眾心中潛藏著無可奈何的迷

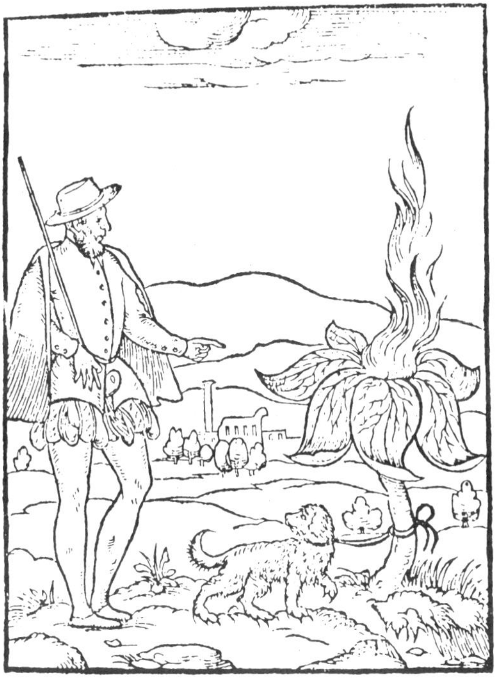

圖11　摘取曼德拉草的方法

據說拔下曼德拉草的人會立即死亡。所以在摘取曼德拉草之前，必須先挖出根部綁上繩子，將繩子的一端繫在狗身上，用肉引誘狗將曼德拉草拔起。曼德拉草一被拔起即會發出悲鳴，狗便會苦悶而亡。引用自皮埃爾．波艾斯都（Pierre Boaistuau）的《不可思議物語》[3]。

惘。總而言之，類比式象徵主義一直支配著中世紀人們的心神，而毒藥與魔法的威脅對此可說是合而為一密不可分。

再者，即便探查了當時少數的文獻，也幾乎找不到解毒劑及護身符曾發揮過效果的事實，看來效果純粹屬於心理作用。

在拜占庭一直相信，朝著美麗的孩童或難得一見的美術品吐口水，就能防毒。大家也口耳相傳在皮包裡裝羊皮紙，或將琥珀首飾、熊毛織成的手環帶在身上就能解毒。

十三世紀的偉大學者，也是煉金術巨匠的西班牙人，維拉諾瓦的阿諾德便提出了下述不可思議的看法：

「把黑色公狗的膽汁倒入聖水中，即可回避惡魔的詛咒；將公山羊養在家裡，就能擊退所有的惡鬼；燒煮過的歐亞喜鵲，可使病人迅速恢復健康。」

阿諾德還提到，在濃湯裡加入血或腐敗物質會造成危險。他的觀點夾雜了早期科學的理性主義，並加上了魔法的非理性立義，這點又和大阿爾伯特、羅傑·培根（Roger Bacon）、拉蒙·柳利（Raimundus Lullus）等當時的大學者不謀而合。

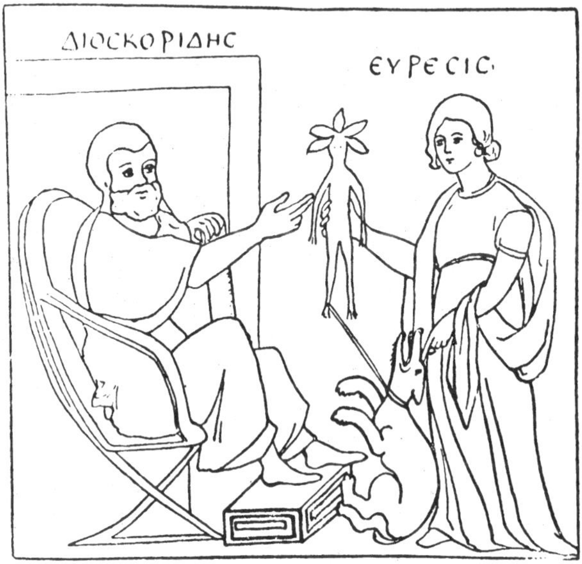

圖 12　女妖術師將曼德拉草獻給迪奧斯科里德斯的圖畫。犧牲的犬隻仍舊被綁著。引用自六世紀的寫本

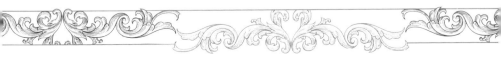

此時還必須提到與魔法師、猶太人及醫師齊名，默默對毒藥學的發展貢獻頗大的另一組人。當時主要的醫學中心包含薩萊諾、凱西諾山、多雷德與科爾多瓦，不過各處的修道院與這些大學不相上下，院內栽培的藥用植物後來編成了本草書，因此讓植物學的書籍發展起來。

修道院除了植物之外，還蒐集了礦物及動物，因為這些擔任聖職的人員，也會實際為同宗教的患者治療疾病。起源自修道院的本草書，多數皆為對開大小，內含大量插畫，直到文藝復興時期都十分盛行。

當中最古老的本草書，稱作《阿普列尤斯本草書》[4]，是本內附插畫的手抄本，為十世紀的撒克遜版本。另外在十世紀時還出現了三種手稿正文，屬於針對藥學的本草書，諸如《悅樂之園》[5]、《巴爾多醫療書》以及《處方》[6]，這幾本都算是百科全書，夾雜了魔法、宇宙論、咒術與本草醫學。

而且這類書籍大都會將毒草之王曼德拉草描繪成稚拙的模樣，例如從人類頸部放射狀長出好幾片巨大葉片，營造詭怪奇譎的氛圍。

《處方》的文章屬於詩句，作者在書中提到了高山蓍（*Achillea alpina*，菊科），過去特洛伊戰爭（Trojan War）的勇士阿基里斯（Achilles）曾塗在槍上，用來治療槍傷。在此引用如下：

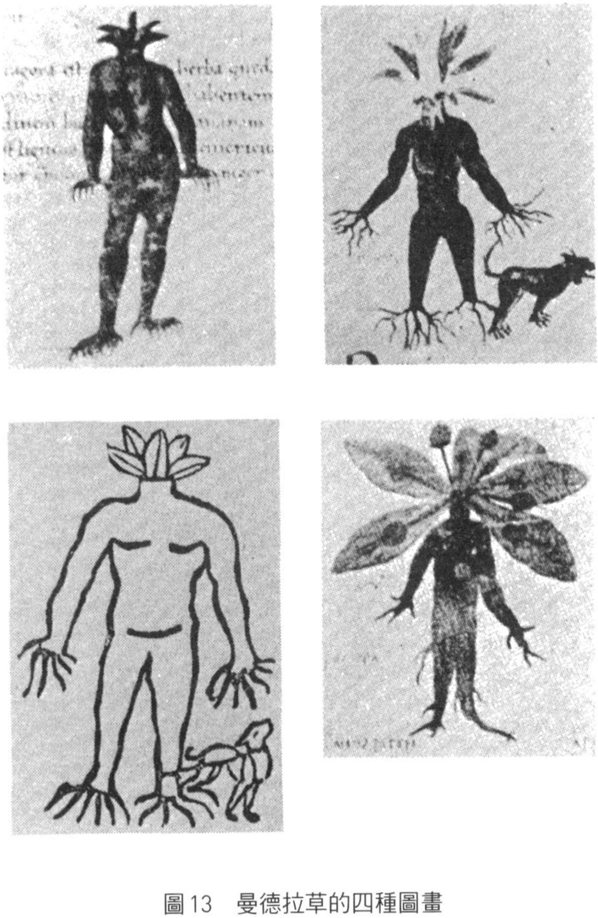

圖13　曼德拉草的四種圖畫

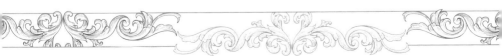

最古老的草，
汝具有相當三種草藥的力量，
對於飛空（意指昆蟲）的毒
抗毒之力
高達三十倍，
足以擋下游蕩國內的
一切毒物。

充滿神祕色彩的曼德拉草，可作為古代人的催眠飲料，也是催吐劑，從古時候便扮演著重要角色。這種自波斯遍及希臘，由希臘傳入地中海諸國的茄科植物，具有毛骨悚然的細長根株，形似人類，尤其還會結成泛黃的紅色果實，散發香氣，反而莫名其妙搏得大眾喜愛。現今發現這種植物會釋放出丁基東莨菪鹼與東莨菪鹼這二種劇毒的生物鹼，但是早在化學家發現這點的幾千年前，人們就已經將曼德拉草汁液用作催眠飲料。

後來轉用這種毒性，在外科手術中當作氯仿一樣的用途。知名的《君王論》[7]作者馬基維利，晚年曾寫過劇本《曼陀羅》[8]，這是一部以曼德拉草為題材，述說各種壞人耍盡花招的戲劇。

書目註記

1. La Sorcière, Jules Michelet, 1862.
2. Legenda aurea, Jacobus de Voragine, 1475.
3. Histoires prodigieuses, Herbarium Apuleii Platonici, 1560.
4. Pseudo-Apuleius, Pseudo-Apuleius Herbarius)
5. Herrad of Landsberg, Hortus deliciarum, 12th C.
6. Lacnunga, Oswald Cockayne, 11th C.
7. Il Principe, Niccolò di Bernardo dei Machiavelli, 1532.
8. La Mandragola, Niccolò di Bernardo dei Machiavelli, 1524.

波吉亞家族的天才

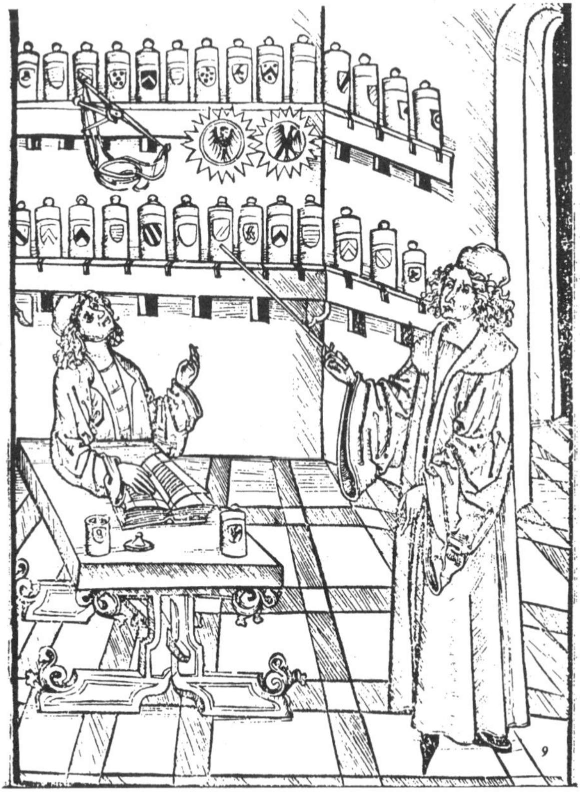

圖14　十五世紀的藥局。引用自彼得斯的《古代藥學史》[1]

贏得尼采（Friedrich Wilhelm Nietzsche）及布克哈特（Carl Jacob Christoph Burckhardt）讚嘆，文藝復興時期最典型的權謀術數型怪物君王切薩雷・波吉亞（Cesare Borgia，一四七五－一五〇七年），是位在歷史與文化頹廢時期時行事瘋狂的皇帝，也是熱愛藝術的專制君主，在這群唯美主義的獨裁者中，他算是其中一個格外能引起我共鳴的人物，堪稱我理想中的人物。

在他耀眼又勇敢的人生中，充滿著權力欲望、背叛、暗殺，馬基維利將他寫進了有名的《君王論》一書中，並隨著「馬基維利主義」一詞永傳後世。

總有一天，我想為這號充滿魅力的人物寫下詳細傳記，只不過這次我想先為大家簡單介紹毒殺慣犯切薩雷最精采的行徑，以及在大名鼎鼎的波吉亞家族內發生的許多毒殺事件，藉此滿足有限的篇幅。

話說各位讀者應該記得克里斯蒂安・雅克（Christian-Jaque）導演的《傾國傾城慾海花》（Lucrèce Borgia）這部彩色電影。在那部電影裡，扮演切薩雷的知名演員是西班牙的阿門達雷茲（Pedro Armendáriz Bohr），妹妹盧克雷齊亞則由我特別偏愛的法國女演員瑪蒂娜・嘉露（Martine Carol）擔當。若說到最令人印象深刻的畫面，應是在熱鬧的羅馬狂歡節夜裡，淫婦盧克雷齊亞披上蓬鬆斗篷，以紫色面具遮臉，身上佩帶短劍，抑制不住熱血騷動，婆娑蹣跚地步入夜晚喧囂的街道，找尋男子下手的嫵媚畫面。

究竟盧克雷齊亞是不是名淫婦，按照近期學者對於這個問題的說法，普遍認為疑點重重，並沒有確實根據，不過這類行徑算是當時義大利暴君的慣習，切薩雷自己便常在半夜由護衛兵隨行下，像餓狼一樣徘徊在令人膽怯的羅馬城裡。而且根據布克哈特的說法，這麼做除了想避免被民眾視破身分之外，也是為了滿足他的殺人狂傾向與毒殺欲望。

在波吉亞家族推波助瀾下，毒藥儼然成為個人復仇及政治狂熱的武器。

切薩雷的父親是西班人羅德里哥·波吉亞（Rodrigo Borgia），也就是教宗亞歷山大六世，完全是個利慾薰心又貪婪無厭的羅馬教宗，而切薩雷則是他的庶子。雖然世人皆知那凶殘無道的波吉亞家族與毒藥脫不了干係，不過這對為非作歹的父子，更將波吉亞家族的惡名一舉推向高峰。

首先要說到教宗亞歷山大六世，他與切薩雷聯手策畫不法之事前，毒殺了鄂圖曼帝國國王巴耶濟德二世的弟弟吉吉米（或稱作吉耶姆）。國王厭惡吉吉米，於是吉吉米從土耳其輾轉逃到了歐洲，最終才在羅馬宮廷找到安身之地，可是當時法國國王查理八世夢想著進攻君士坦丁堡，於是盯上了這名年輕王子，向教宗提議繳付贖款將他帶回。

然而教宗答應法國國王要求收下贖金後，為避免鄂圖曼帝國國王不悅，竟在將人交給法國國王之前，偷偷地在飲料中混入甘甜的慢性毒藥讓吉吉米喝下。吉吉米一抵達拿坡里，才交到法軍手上便立即毒發身亡了（一四九五年）。這就是整個毒殺事件的起頭。

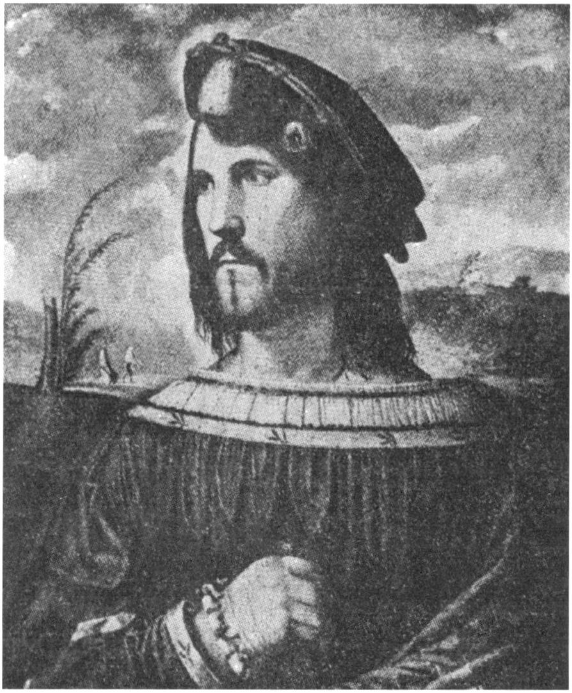

圖15　切薩雷・波吉亞的肖像。喬久內（Giorgione）的畫作

日後，教宗還與兒子切薩雷聯手，殺了好幾名羅馬的紅衣主教，接二連三奪取他們的財產。實在是個作惡多端的教宗。

一四九八年，身為教廷大御廚的猶太人改宗者佩德羅・達・阿蘭達（Pedro de Aranda），因聖職買賣一事遭人告發，二年後於聖天使城堡的地牢中死於非命。一般相信紅衣主教米歇爾（Michiel）、蒙雷阿萊（Monreale）、澤諾（Xeno）、法拉利（Ferrari）等人，也同樣遭到了毒殺。一五〇三年，紅衣主教詹巴蒂斯塔・奧爾西尼（Giambattista Orsini）的財產全被奪走，久病之下因不明原因身亡。經常為他看診的醫生判定他是自然死亡，但卻無人相信這個判斷結果。

切薩雷的兄長甘地亞公爵喬瓦尼・波吉亞（Giovanni Borgia）的屍體被人從流貫羅馬城內的台伯河撈上岸時，全身共有九處刀傷，世間謠傳這肯定是切薩雷所為。而且這場兄弟相殘，據說是和兩人同時愛上妹妹盧克雷齊亞的不倫之戀有關。

雖然真假難辨，不過切薩雷一直深愛著妹妹盧克雷齊亞，所以當時世人心中皆有定論，一旦成為盧克雷齊亞的丈夫或情人，即會惹來殺身之禍。

盧克雷齊亞的首任丈夫喬瓦尼・斯福爾扎（Giovanni Sforza），也是盧克雷齊亞聽從切薩雷之命下毒行凶的被害者，但在事後盧克雷齊亞偷偷告知丈夫真相，於是在千鈞一髮之際，丈夫才急忙騎著馬成功逃離城內。

曾任西班牙教宗侍從的佩德羅・卡爾德隆（Pedro Calderon），也慘遭切薩雷殺害，理由是「他的行為有損盧克雷齊亞夫人的名譽」，但是事實上據說是因為盧克雷齊亞懷了他的孩子，所以這件事也是源起於兄長的嫉妒心理。

後來亞拉岡（Aragón）家族的庶子，畢薩莉亞（Bisaglia）公爵阿方索（Alfonzo）成為盧克雷齊亞第二任丈夫，他也是在婚後一年左右的某一天，步出梵蒂岡宮外便慘遭武裝士兵襲擊，身負重傷瀕死，在性命交關的處境下撐了一個月左右，最終在床上自縊而亡。傳聞他年僅十九歲，相貌堂堂，盧克雷齊亞打從心底喜歡著他。

謠言不僅於止，不過淫婦盧克雷齊亞的故事就在此告一段落吧！

話說回來，究竟波吉亞家族使用的毒藥，是何種性質的毒藥，又是如何調製而成的呢？關於這點，就連博學的布克哈特也僅以「香氣佳的雪白粉末」一句加以形容，除此之外並沒有留下其他記錄。總而言之，相信他們對於中世紀以來的毒藥學具有豐富知識，並加入了某些創新靈感，才完成了屍毒的調製配方，這點無庸置疑。

自古以來，屍毒主要採集自蟾蜍的肺，不過波吉亞家族使用的原料，卻是將豬倒吊撲殺後取出內臟，再加入砷酸。等到豬內臟腐爛再加以乾燥，或是精製成液體，這就是俗稱「坎塔雷拉」（Cantarella）的毒藥。

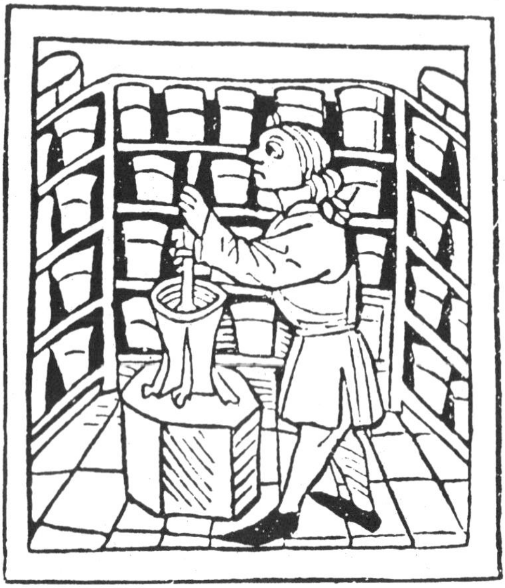

圖16　十五世紀的藥局。引用自彼得斯的《古代藥學史》

這種毒藥在拉丁語稱作慢性毒藥，顧名思義會在非常漫長的期間逐漸發揮毒性，有些則會因調配方式不同而迅速奪走人命。

維克多．雨果筆下的悲劇《盧克雷齊亞．波吉亞》[2]當中，有一號人物說過下述這段話：

「話說波吉亞家族的毒藥，正如他們期望，可將對方在一天內殺死，也可讓對方在一個月內喪命，甚至是一年時間才讓對方死亡。加入酒中不但嚐不出味道，還會讓人咂嘴到停不下來，伴著酒意而亡。有時則會突然全身無力，肌膚發皺，眼睛凹陷，頭髮發白，牙齒脫落，還會寸步難行，只能在地面爬行。呼吸變得困難，上氣不接下氣，笑也不成睡也不行，終日發寒顫抖，隨後在性命交關之境徘徊，最終死去。死時才終於想起，半年前或一年前曾在波吉亞家喝過的酒。」

這種恐怖毒藥「坎塔雷拉」的語源眾說紛紜，在伏爾泰的《哲學辭典》[3]裡，還將這種毒藥與十七世紀發現的「托法娜仙液」(Aqua Tofana) 混為一談。(關於「托法娜仙液」容後詳述。)

十九世紀的毒藥學家弗朗丹表示，所謂的「坎塔雷拉」在義大利語意指「讓他唱歌」，也就是說，具有「強求」的意思，內含讓對方喝下毒藥「攫取錢財」之意。

除此之外，也有人說「坎塔雷拉」一詞源自菊虎，更有人認為是在暗示拉丁語的小杯之意。這是因為在波吉亞家的宴會上，都會為敵人準備小杯的毒酒杯。

對於波吉亞家族的暴政心生不滿，反過來想毒殺他們的大有人在。有名叫作馬里尼（Marini）的農夫，就在梵蒂岡宮附近的水井裡投毒；還有一位音樂家與教宗的侍臣共謀，將染了毒的信件寄給亞歷山大六世。

只不過陰謀全被揭穿，波吉亞家族的惡行也越演越烈。

後來一次大意失策，教宗與切薩雷陷入困境，身為波吉亞家族的父親就這樣踏上了不歸路。事情始末如下所述：

「一五〇三年八月五日，持有廣大土地與美麗葡萄園的紅衣主教阿德里亞諾・達・科爾內托（Adriano da Corneto），邀請教宗與切薩雷到他宅裡用餐。當日正逢盛夏，口乾舌燥的兩人一抵達宅邸便要了冷水來喝，這時候僕人不知道什麼原因，誤將毒藥加入他們杯中。而這些毒藥當然是兩人偷偷準備，打算用來毒殺紅衣主教的。」

不過上述純屬歷史學家圭恰迪尼（Francesco Guicciardini，《義大利史》的作者）的臆測，其實也有其他歷史學家認為，說不定是紅衣主教反過來想要在此一舉剿滅波吉亞父子。總而言之，這是一個殘酷的歷史之謎，無法輕易斷定真偽。

有趣的是，教宗和切薩雷喝下的毒藥，就是前文提過五天後才會見效的「坎塔雷拉」。

教宗的身體狀況從八月十六日至十七日突然惡化，他應該曉得自己誤喝了毒藥。直到八月十八日去世為止，雖然他對此事心生質疑，卻也沒有向家裡人或是身邊人洩漏半句話。或是他明明知道，卻悶不作聲。這正是所謂的因果報應吧！

由於夏天腐敗得快，教宗的屍體眼看沒多久就膨脹得很難看。但是砒霜下毒並不會造成屍體膨脹得如此厲害，所以有可能是中了其他的毒，或者並非被下毒，而是死於痢疾這類的惡疾。

在曼圖阿公爵寫給妻子伊莎貝拉的信中便提到：

「教宗的屍體腐敗了，他的嘴巴就像在爐上燒煮的鍋子一樣，開始冒出氣泡。長時間這樣下去，根本很難埋葬。而且屍體脹得很恐怖，甚至看不出橫豎，完全不成人形了。民工只能將繩子綁在他腳上，從他死去的床上拉到墓地，連手都不敢碰……」

另一方面，切薩雷也被人下了毒，看來已經回天乏術，於是人們將發高燒的他泡在冷水桶裡。有一種說法是，他鑽進被活生生剖開肚子的母騾子腹中，浸泡在熱騰騰的血液和臟腑裡。這種作法其實是古代流傳下來的一種解毒法。

雖然他因此撿回一命，但是傳聞他的頭髮掉個精光，容貌變醜了，可惜了過去他可是個鬍鬚濃密，難得一見的美男子。

對於後來的切薩雷，命運女神也笑不出來了。

由於父親亞歷山大六世的死，加上切薩雷自己的病，迎來了波吉亞家族最後的危機。敵人組成聯盟後攻抵羅馬，切薩雷大勢已去，被捕後送到了西班牙，後來逃到納瓦拉，只是企圖捲土重來的野心徒勞無功，在比亞納戰爭中被包圍後慘遭砍死。

在這裡我必須為切薩雷和盧克雷齊亞辯駁幾句，他們這些波吉亞家族的成員不僅是殘忍的毒藥愛好家，同時也一直在保護著高雅的文化及藝術。

盧克雷齊亞的第三次婚姻，嫁進了菲拉拉文化氣息濃厚的埃斯特家族（Este），當時她就像文藝復興的貴婦一樣，請來詩人阿里奧斯托（Ludovico Ariosto）、班波（Pietro Bembo）與畫家提齊安諾（Tiziano Vecellio）等人暢談藝術，自己也會作詩。

另外她的兄長切薩雷也在攻擊博洛尼亞的軍隊中，將李奧納多．達文西（Leonardo da Vinci）納為總技師，並和馬基維利及米開朗基羅（Michelangelo）成為親近好友。

牽強附會地說，高尚的文化與高雅的殺人，恐怕在任何時候都是並行不悖的。對於毒藥的狂熱，並不是波吉亞家族獨有的偏奇嗜好，在當時的義大利上流階層裡，其實是極為普遍的風潮。

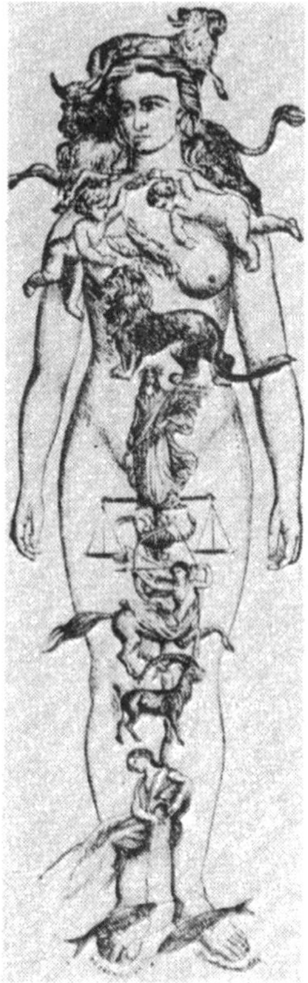

圖 17　人體與獸帶

例如身邊聚集許多古典學者，一流藝術愛好者里米尼（Rimini）家族的專制君王西吉斯蒙多·馬拉泰斯塔（Sigismondo Malatesta），在他的宮廷內，也曾經毫不留情毒殺過通姦的妻子及女兒。佛羅倫斯的麥地奇家族（Casa de' Medici），據說也將毒殺行為不正的女人視為家常便飯。

才色兼備的比安卡·卡佩羅（Bianca Cappello），藉由毒殺與陰謀登上權力高峰，最終雖贏得麥地奇家族弗朗切斯科（Francesco，托斯卡納王公）愛人的地位，自己卻也慘遭毒殺。

薩維利（Savelli）家族則是使用塗上了砒霜的機關，從戒指的二顆寶石間，藉由微型注射器將毒藥射出。

服侍菲拉拉埃斯特家族的塔蘇（Tasso）一直很相信魔法，深信自己身邊隨時存在咒術師或敵人，導致神經衰弱，以為果醬裡被下了毒。

生於米蘭朵拉市皮克（Pico）家族的喬瓦尼（Giovanni）家境富裕，就連他也是被毒殺的，因為祕書想盜取主人的錢財才下了毒。

最後是麥地奇家族繼承儒略二世的教宗良十世，於一五二一年遭慘毒殺。

不過義大利毒殺犯的活動範圍並不僅限於國內，他們越過國境，加入查理五世及法蘭索瓦一世的軍隊，他們幾乎在所有歐洲宮廷都扎下了根。義大利式毒殺手法甚至遠及俄羅斯，獲伊凡四世採用。

神祕學和惡魔學家約翰·維耶爾（Johann Weyer）筆下的《關於惡魔、魔法師、毒殺者之幻影及欺瞞的故事、爭論和對談》[4]這本書中，記錄了許多發生於十六世紀後半的毒殺事件。

諸如在布洛涅有二個人被摻入砒霜的酒給害死、某男子使用菊虎殺害了岳母、許多婦女讓丈夫喝下大量氯化汞和水銀奪命等等。

過去身為法國克萊芙（Clèves）公爵御醫的約翰·維耶爾，曾參與一項個人的審判，讓下砒霜毒害女主人的十五歲女僕被判無期徒刑。傳聞當時他自己喝下了摻有砒霜的雞湯，進一步確認是否具有特殊的金屬氣味。當然試毒之後他馬上喝了強力的解毒劑，所以並沒有喪命，只是很可惜的是，這種解毒劑並沒有留傳到現在。

一五七七年左右，瑞典國王埃里克十四世喝下豆子湯後死亡。謠傳在國王去世後繼位的弟弟，利用巧妙手法將砒霜加入了湯中。

直到一九五八年，一個名叫歐森的學者，同時也是位教授，他挖開了陵墓，用醫學方式檢查埃里克十四世究竟是如明文診斷因胃潰瘍而死，還是如謠言所言吞下毒藥而亡。

最終教授做出結論，經過防腐處置的國王屍體內，確實發現有砒霜局部聚積的現象。顯見四百年前左右的毒藥，還是會一直殘留在皮膚、骨頭以及毛髮裡呢！

書目註記

1. Pictorial History of Ancient Pharmacy, Peters, Hermann, 1889.
2. Lucrezia Borgia, Victor-Marie Hugo, 1833.
3. Dictionnaire philosophique, Voltaire, 1764.
4. De Praestigiis Daemonum et Incantationibus ac Venificiis , Johann Weyer, 1563.

聖巴多羅繆之夜

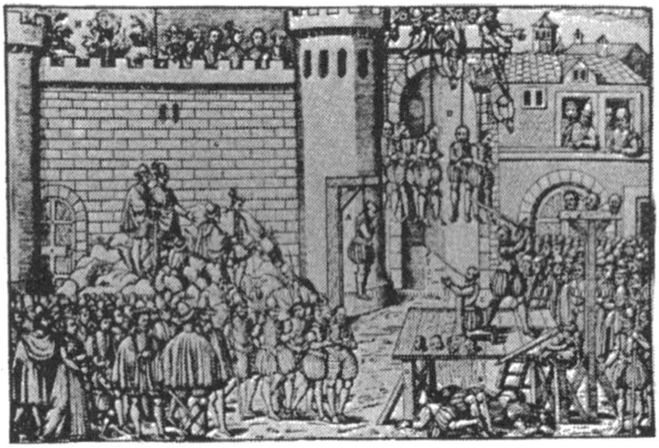

圖 18　胡格諾派虐殺圖

在義大利有惡名昭彰的波吉亞家族成員與毒藥休戚相關，反觀在法國扮演相同角色的，則是深受凱薩琳．德．麥地奇（一五一九－一五八九年）影響的瓦盧瓦王朝（House of Valois）宮廷。

「文藝復興時期的男女具有動物般的激烈本性，內心的顧慮並無法牽制肉體的一舉一動。他們全是虔誠天主教徒，外出也必定在腰間佩帶匕首。亨利二世與凱薩琳．德．麥地奇的婚姻，將義大利宮廷的謀略、不受責罰的謀殺、怪異的決鬥以及毒手套的風俗等帶入了法國。」安德列．莫洛亞（André Maurois）在書中如此寫道。

——《法國史》

從佛羅倫斯名門麥地奇家族嫁進法國皇室的凱薩琳，是個熱衷迷信並散發病態氣質的女性，身邊找來了許多不三不四的魔法師、煉金術師、占星師與調香師。後來經常沉迷於淫靡的黑彌撒中，長期遭粗野的丈夫亨利二世疏遠，因此似乎有些歇斯底里的傾向。（亨利二世迷戀大他十八歲的寡婦黛安．德．波迪耶〔Diane de Poitiers〕，兩人總是形影不離。）

鞭打身邊侍女或美麗孩童來滿足虐待狂的行為，對於在佛羅倫斯身處毒藥和刺客環境下長大的凱薩琳來說，似乎是家常便飯，依據知名的性病理學家克拉夫特－埃賓（Richard Freiherr von Krafft-Ebing）所言，包含聖巴多羅繆大屠殺（Massacre de la Saint-Barthélemy），也只是為了滿足她的性倒錯，才會大舉淫虐殺人為樂。

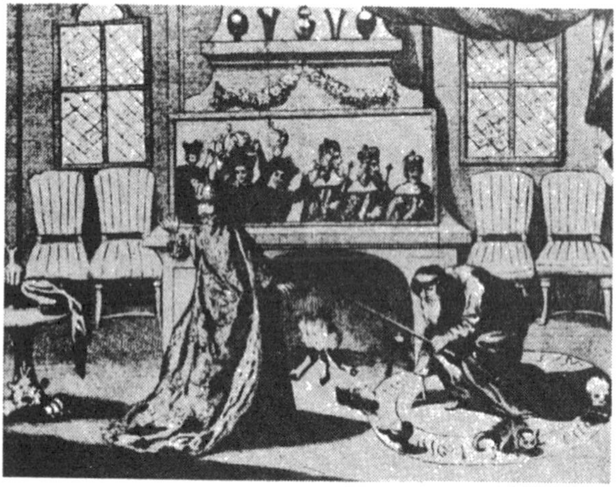

圖19　凱薩琳．德．麥地奇的惡魔崇拜。魔鏡正顯現出未來情景。

凱薩琳．德．麥地奇宮廷裡名聲最為響亮的咒術師，是與她同樣出生於佛羅倫斯的科西莫．羅傑里（Cosimo Ruggeri），最知名的占星師，則是曾為她三名兒子預言命運的諾斯特拉達穆斯（Michel Nostradamus）。

她在巴黎建造的宮殿稱作「女王館」，館內庭院中還立著奇妙的建築物，屋頂設有類似天球儀的球體，支撐建築物的圓柱十分巨大。圓柱內部以螺旋樓梯貫通，圓柱頭為托斯卡納風格，基底屬於多利安風格，而且柱身雕有十八條縱向溝槽，並刻上了王冠、百合花、動物角、碎鏡、八字結的裝飾線以及各種魔法象徵物。過去在路易十五的時代，這種圓柱頭上會設置日晷，於四周挖掘泉水。而這座奇妙的建築物，如今仍保存於巴黎市內。

像這樣愛好魔法、性倒錯的天性，在她的孩子身上，諸如法蘭索瓦二世、查理九世與亨利三世等人，或多或少也都顯現出這種性格，瓦盧瓦王朝數之不盡隱微又頹廢的染血慘劇，環繞在她四周一再重演。

當時在法國皇室支配下的羅浮宮，正是顯示毒藥威脅無處不在的絕佳範例，比方說後來成為波旁王朝之祖的亨利四世（當時的納瓦拉國王），總是習慣去塞納河親取河水，待在自己房內煮蛋來吃，看到這樣的逸聞無不叫人感到同情。

凱薩琳．德．麥地奇的長子法蘭索瓦二世，在十四歲時與蘇格蘭公主瑪麗一世（Mary Stuart）成親，十五歲即位，某日他人在教會突然發起高燒，就這樣痛苦而亡。

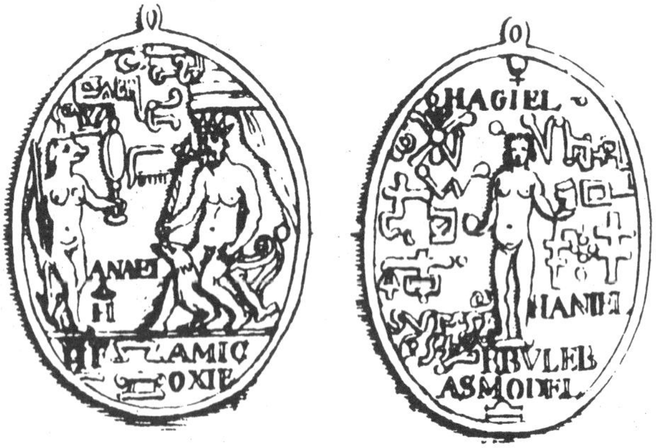

圖20　凱薩琳・德・麥地奇的護身符。背面與正面

這件事還牽扯到複雜的政治陰謀以及諾斯特拉達穆斯的預言，算是一個歷史之謎的詭異事件。

法蘭索瓦二世體弱多病，從小就被疹子、腹瀉與慢性中耳炎纏身，個性陰鬱又沉默寡言，幾乎是個接近精神耗弱的殘疾兒童。

十九世紀末，經波蒂凱（Potiquet）博士縝密的研究發現，年輕國王是從增殖體引發左耳的中耳炎後致死，去世當下，許多與他可疑死因有關的人，都被懷疑是毒殺犯。

當時宗教戰爭已經展開（一五六〇年），暗殺者不時在對立的新教與舊教兩大陣營中，形成黑影幢幢的氛圍。許多人都成了謀殺國王的嫌疑犯，包含親生母親凱薩琳、來自蘇格蘭的年輕王妃瑪麗，以及知名的外科御醫安布魯瓦茲．帕雷（Ambroise Paré），這些人都對新教表示同情，因此遭人懷疑利用職務之便謀害國王性命，也不無道理。

承如舊教的大人物洛林紅衣主教（吉斯公爵）的前家庭教師波凱爾．德．佩奇約的猜想，那位溫厚的外科醫師帕雷大肆吹噓，他和反對吉斯家族的蒙莫朗西（Montmorency）家族聯手，將毒藥注入愚蠢的國王耳中，與《哈姆雷特》一劇如出一轍（引用自雅克．奧古斯特．德．圖〔Jacques Auguste de Thou〕的《歷史》第二十六卷）。平日為人老實的安布魯瓦茲．帕雷，大概也對這種毒殺事件疑神疑鬼的氛圍感到厭煩，甚至難得口氣激昂地說：「將來會變成毒殺犯的人，不如母親懷孕時就墮胎。」

十六世紀中葉以後的法國，以凱薩琳．德．麥地奇與她的三個兒子為中心，發展出複雜離奇的政情，包含普羅斯佩．梅里美的《查理九世年代記》[1]與巴爾札克的《凱薩琳．德．麥地奇》[2]，這二本由十九世紀小說家著作的史傳中，皆詳細描述了當時恐怖的宗教動亂呻吟、槍火的聲響、火型臺的焚煙，以及惡魔崇拜與毒藥的濫用，在那華麗的瓦盧瓦王朝文藝復興文化的陰暗背景下，如同汙點深染無從抹滅，相繼倒下死去的國王，無論肉體或精神在在殘破不堪，他們的末路牽扯上陰沉的黑彌撒與諾斯特拉達穆斯的預言，讓人深感逃脫不了的凶殘宿命。

為國王母親凱薩琳提供毒藥的惡毒香料商，是名叫作勒內．比昂構（Renato Bianco）的奇怪男子，過去曾犯下多次偷竊以及殺人的罪行，他在聖米歇爾橋經營一家店，於聖巴多羅繆大屠殺之際一舉成名。因為在手套及胸針上染毒的手法，就是由他帶進法國宮廷。

後來亨利四世的母親，納瓦拉王國王妃胡安娜三世（Jeanne d'Albret）也曾收到凱薩琳贈送的手套，這雙手套同樣被染上了勒內．比昂構的毒藥。她是在參加兒子亨利四世與法蘭西的瑪格麗特（Marguerite de France，凱薩琳的女兒，後來以瑪格〔Margot〕女王一名廣為人知的淫蕩王妃）的婚禮時來到巴黎，沒想到在抵達後六週內就去世了。雖然先前她就長期患有結核病，不過痛恨凱薩琳的胡格諾派一行人咬定這是毒殺，趁機譴責凱薩琳。

另外還傳說凱薩琳為了確保最鍾愛的三兒子（後來的亨利三世）登上王位，計畫殺害在法蘭索瓦二世之後繼位的次男查理九世。

根據布蘭托姆（Brantôme）的說法，查理九世的母親親手讓他服下海兔（自老普林尼以來一直深信不疑的水棲幻想動物）角毒粉，「使他長期身心憔悴，最終像蠟燭熄滅一般失去性命」。

查理九世剛死，過去奉凱薩琳之命被送到波蘭的三兒子亨利三世，立即被召回繼位。

先前在九歲即位的查理九世，果然有瓦盧瓦王朝家族的一脈相傳，體弱多病又性格懶散，時常做出瘋癲錯亂之舉，早早便出現早衰和結核病的徵兆。

凱薩琳大概是擔心這個兒子脫軌的放蕩行徑，將帶領國家走向滅亡。而且查理九世自聖巴多羅繆大屠殺之夜以來，夜夜被惡夢纏身導致神經衰弱，於是縱情身體耽溺享樂以忘卻此事。會讓人懷疑他被毒殺的有力證據，就是在他死前不久，臉上開始長出奇妙斑點，後來在睡夢中流出的汗水還摻雜著血水。一五七四年，查理九世就在凱薩琳的懷中，結束了二十四歲的人生。

不過在這之前，早已有人企圖毒殺查理九世未遂。沉迷於惡魔崇拜的大臣拉．摩爾（La Mole）與漢尼拔．德．科克勞斯（Annibal de Coconas）這兩個人，在查理九世死後曾共謀將阿朗松公爵推上王位，可惜突然東窗事發。審判後證實，他們拉攏陰謀家咒術師柯西莫．羅傑里加盟，製成蠟像後用針在心臟部位不斷穿刺施咒，加速了查理九世的死亡。完全像是篇重返中世紀的奇聞怪談。

拉．摩爾以及科克勞斯立即在國王命令下自刎而亡，不過國王母親凱薩琳從以前就很欣賞咒術師羅傑里，查理九世大概是顧及到母親，於是讓他免於一死，僅判處船役之刑。日後羅傑里獲凱薩琳赦免，再次重返查理九世死後的宮廷。

一五八九年凱薩琳死後，毒殺犯同樣不得閒。有人要求他們改變手法，開始攻擊改信新教的波旁王朝創始者亨利四世。根據杜拉爾在《奇妙的歷史》[3]中的記載，亨利四世曾身陷十七次的暗殺危機。

比方說在一六〇〇年，有個名叫妮可．米尼翁（Nicole Mignon）的女子便企圖在國王膳食中投毒，她混進宮廷廚房結果遭人發現，後來在格萊夫廣場活生生被處以火刑。還有在一六〇三年，沃特領主弗朗索瓦．理查德（François Richard）這號人物同樣因下毒而被視為謀反，也是在格萊夫廣場被處刑絞首，接著又被處以火刑。

高達十七次身陷危機之中，沒想到還能保住一命，可惜亨利四世最終在一六一〇年，被來自鄉村名叫拉瓦萊克（François Ravaillac）的瘋狂舊教教徒一刀斃命。看來比起毒藥，還是短刀來得迅速又有效。

亨利四世這個好色的國王舉世聞名，歷史上記錄他擁有超過五十六名情人，其中最有名的美貌情人加布莉埃爾・德斯特蕾（Gabrielle d'Estrées），相傳就是遭人毒殺。

歷史家米什萊也採納毒殺的說法。當時懷孕九個月的加布莉埃爾，在稅務官薩梅家吃了檸檬，三天後生下死嬰，接著就在充滿恐懼的苦悶心情下氣絕身亡。

但是解剖的結果卻顯示，加布莉埃爾的胃部看不出異常，而且亨利四世也沒有下令進行特別的搜查任務，所以有人認為她的死，肯定是子癇或產後感染而自然死亡。

還有更詭異的事，就是亨利四世的第二任妻子瑪麗・德・麥地奇的最後一刻。

很少有王妃的劣評可與她相比，畢竟她身材壯碩，實在稱不上貌美如花，再加上她出身於佛羅倫斯財閥的麥地奇家族。

她的父親因為與比安卡・卡佩羅結婚而喪命，她的叔父曾經毒殺親生母親，這些都是導致她惡評如潮的原因。

她自己也是從小生長在煉金術師及魔術師的環境當中，就像凱薩琳・德・麥地奇一樣，對於操作毒藥十分熟練，晚年曾利用毒藥幫壞疽侵蝕的一隻腳止痛。

馬松（Masson）博士表示，當她的壞疽在科隆復發時，因為喝下了用來治療的腐蝕劑才會被毒死。這肯定是醫藥品混進了食物或飲料當中，不知是故意或是偶然，也有可能是自殺。（《十七世紀的妖術與毒藥學》[4]）

從柳橙果實聞到毒藥味，在灑上香水的手套及長靴中察覺毒藥痕跡，還有在愛恨情仇的糾葛中下毒，全是這個時代習以為常的觀念，尤其在莎士比亞的戲劇中，時不時就能看到的詩詞比喻便足以說明這一切。

馬克白夫人和羅密歐使用的神奇安眠藥，喝下的人會陷入假死狀態，根本難辨真偽，有著奇特藥效。

哈姆雷特的父親被人從耳朵注入受詛咒的天仙子，導致全身血液凍結。

在這些戲劇中，主要登場人物在最後幾乎都是中毒身亡。不但王妃死於毒酒，哈姆雷特也是被毒劍害死，劇中只寫著這些毒藥是雷爾提斯（Laertes）遵照國王之命，從江湖術士手中購買而來。我們以此推理的話，若歸究這些毒藥屬於箭毒，故事根本不會有任何進展。

無論如何，事實上英國君王對於毒藥一直極度警戒，亨利六世便曾嚴命倫敦市的藥房一概不得販售藥品給任何人。而熱衷煉金術的亨利八世，就和法國的路易十五熱愛研磨咖啡一樣，十分樂於調製新藥。

伊麗莎白（Elizabeth）女王也是個沉迷藥學之人，她自己就發明了一種「健腦醒神藥」，據說還送給對煉金術十分狂熱的波希米亞國王魯道夫二世。傳說這種藥是由琥珀、麝香與靈貓香溶於薔薇精油中調製而成，想必價格不菲。

此外女王還和魔法師約翰．迪伊（John Dee）及華特．雷利（Walter Raleigh）爵士，一同認真地研製解毒劑。

蘇格蘭的詹姆士一世，打從心底瞧不起解毒劑，認為這是騙小孩子的把戲，另一方面對於謀逆叛上之人，他會毫不留情地扔進油鍋中處以極刑。

知名當世的解毒劑，為華特．雷利爵士在詹姆士一世治世下，被幽禁於倫敦塔期間所研發出來的。

這種解毒劑是用酒精將四十種的種子、草、皮及樹枝加以蒸餾，當中還加入了許多礦物性及動物性成分，在《倫敦藥典》[5]上登錄為「雷利糖果劑」。

但在這個時代，也就是進入十六世紀後半葉之後，依然保有對於毒藥的魔法信仰，縱使像安布魯瓦茲．帕雷這樣極具科學精神的人，仍舊無法完全否定惡魔的存在。他在書中寫道，「這世上存在與惡魔締結契約以奠定個人地位的妖術師、毒藥師與江湖術士」。

妖術師在前往巫魔會（Sabbat）時使用的惡魔膏，約翰·維耶爾曾留下詳細的毒物學研究記錄。他在研究阿托品的作用，也就是義大利人稱作顛茄的植物效用後，推論出妖術師應是利用了類似這些植物的藥效，體會到神奇的心理體驗。會導致女妖術師發生性幻想，也是因為將各種藥膏塗在皮膚或生殖器上，使身體吸收了毒藥的關係。

顛茄是內含阿托品的有毒植物，烏頭含有烏頭鹼，作用於末梢的感覺神經後，會使人遲鈍及麻痺，而毒參會讓人在行動當下暫時發生麻痺現象，對此約翰·維耶爾並沒有再次更改說明，不過他對於妖術師使用了內含顛茄的藥膏後，出現的各種幻視以及假性幻覺加上了合理的說明：

「他們會看見諸如戲劇、美麗庭院、饗宴、華麗裝飾及衣裳、美貌青年、國王、奉行等讓所有人開心，自己也會感到快樂的事物，不過也會看見惡魔、大烏鴉、牢獄、廢墟等傷痛的根源。其實這些正是受到惡魔的影響。」

在動物性的毒藥中，還能看見蛇、火蠑螈、蠑螈、雷鯰、蠍子、海兔、狂犬鼻涕，以及吉丁蟲和菊虎粉末這些名稱。

而且當時的學者格外強調蟾蜍的毒性特別有害，在安布魯瓦茲·帕雷的著作中，也不時會出現與此相關的插曲。

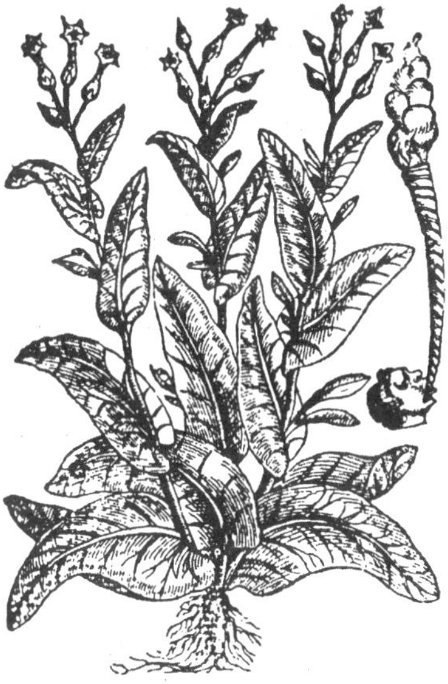

圖 21　菸草圖

另外在這個世紀第一次出現的毒藥則是尼古丁。菸草是在一五五九年，由法國國王法蘭索瓦二世派遣到里斯本的大使讓・尼科（Jean Nicot），首次引介給歐洲人。這種植物的拉丁名稱「Nicotiana」，以及其主要的生物鹼「Nicotina」（尼古丁）一名，都是由「Nicot」一字衍生而來。

這種植物被視為不可思議的新發現，效果顯著可想而知。過去在本草書中被稱作「佩圖斯」。傳說大使尼科將這種植物的種子獻給了凱薩琳・德・麥地奇。恐怕這位女王使用的毒藥當中，也內含了這種菸草的浸泡液。

書目註記

1. La Chronique du temps de Charles IX, Prosper Mérimée, 1572.
2. Catherine De' Medici, Honoré de Balzac, 1899.
3. Histoire abrégée des différents cultes, 2e édit., Jacques-Antoine Dulaure, 1825.
4. La sorcellerie et la science des poisons au XVIIe siècle, Albert Masson, 1904.
5. London. Pharmacopoeia, Paracelsus, 16th C.

不可思議的解毒劑

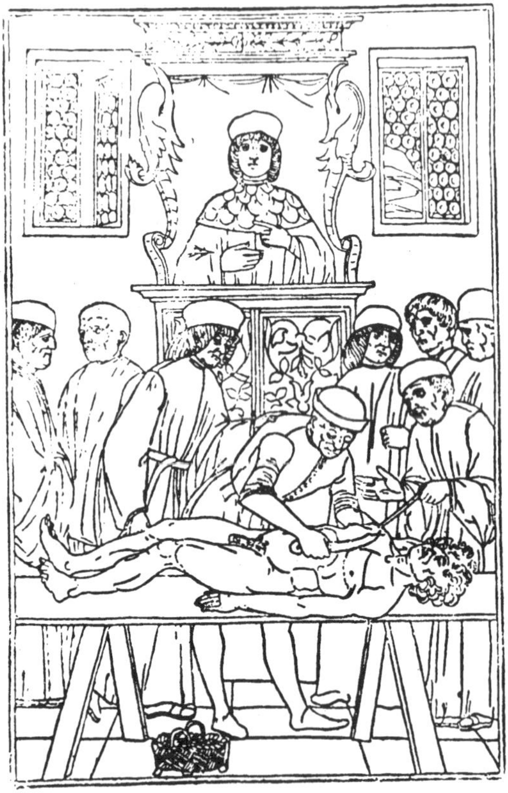

圖 22　解剖學教室。十五世紀的木版畫。

絕大多數十六世紀歐洲作家一致推舉的有害毒藥，就是蟾蜍毒藥。

最近從所謂「癩蛤蟆油」中提煉的物質脂蟾毒苷元（Resibufogenin）中，發現具有更甚以往的強力作用，可使血壓上升、呼吸亢奮或強心等等，成為日本循環器官學會發表論文的主題，不過這種自中國明代傳入的東方祕藥，無人不知無人不曉的「癩蛤蟆油」也會因用法不同，而成為非常危險的毒藥。

抓住癩蛤蟆（正確名稱為蟾蜍）的後腦勺，或將韭菜及胡椒等刺激物塞入癩蛤蟆口中，癩蛤蟆就會從眼睛後方毒腺流出乳白色液體，乾燥後即成蟾酥，外表看起來就像黑褐色的煎餅。

中藥會將蟾酥用來止牙痛，最近隨著化學分析法的進步，蟾酥的成分陸陸續續得以釐清。脂蟾毒苷元也是其中一種成分，從一公斤蟾酥中僅可採集到二十克左右。其複雜的化學構造有別於毛地黃這類強心劑，所以過去一直認為不具強心作用，但是正如前文所言，最近經日本國內臨床實驗發現，其效果遠遠淩駕維他康復（Vitacampher）這類的強心劑之上。

另一方面，現在世界上首屈一指人盡皆知的毒物學家勒內．法布爾認為：

「從蟾蜍毒中可分離出二種具強心作用的成分。只是這種毒藥的作用極為複雜，概要如下：⑴呼吸停止以致急速衰弱與心臟停止。⑵具類似毛地黃會伴隨血液上升的強心作用，並伴隨期外收縮的心臟停止。⑶痙攣症狀以致肌肉痳痺。⑷嘔吐以及體溫異常下降。」

「總而言之，局部作用極為明顯。若將蟾蜍毒置於傷口上，將引起劇烈疼痛並隨之腫脹。即便放在沒有傷口的皮膚上，也具有腐蝕性的刺激。疼痛過程結束後，會引發痛覺麻痺，因此在治療時常會運用此一特性。」

然而十六世紀法國知名的外科醫生安布魯瓦茲．帕雷，他在當時早已斷言，「蟾蜍的口水、小便等揮發物具有強烈毒性」。另外同樣是十六世紀拿坡里的魔法師吉安巴蒂斯塔．德拉．波爾塔（Giambattista della Porta），也在《自然魔法》[1]一書中提到，「妒嫉心重的女子會在同房時用蟾蜍毒殺死對方，所以交合後應仔細擦拭陰部」。（我記得在柴田錬三郎的《眠狂四郎》一書中，也曾出現名叫吉利支丹的女子在情愛歡合時，於陰部藏毒企圖殺死對方。）

尤其性好棲息在沼澤地蘆葦間的老蟾蜍，對波爾塔來說是最理想的毒藥原料。此外他還表示，對於這種劇毒唯獨某種奇妙的解毒劑得以生效。這種解毒劑就是將浸泡過熱水的小連翹葉，加上一百隻蠍子、一隻蝮蛇、一隻森青蛙、龍膽根與祖母綠粉末混合均勻後，儲存於錫壺當中。

關於毒藥的製法，波爾塔回避了正確的記述，不過他對蟾蜍毒進行化學研究的部分，從下述文章便可略知一二：

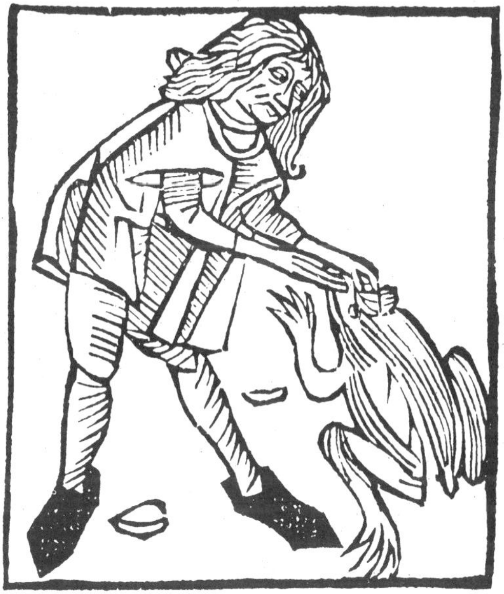

圖 23　從蟾蜍頭取石的男子，一般認為這種石頭具有神奇功效

「分別抓來一隻蟾蜍與毒蛇，放入鉛製蒸餾器中。隨後扎弄這些動物加以刺激，使其憤怒亢奮。接著在蒸餾器中倒入磨成細粉的大戟、水晶屑等，以微火慢慢加熱，使水分完全蒸餾。以此方式製成的液體只須喝下一滴，最後人就會在一個月內完全失去知覺和理性。」

——《自然魔法》

關於蟾蜍毒的部分暫且談到這裡，其實在十六世紀當時，大家最為廣泛使用的當屬「毒藥之王」砒霜，對此有幾點想為大家說明一下。

砒霜自古希臘開始，便以大自然產物的雞冠石、雌黃這類硫化物為人所知，雖在當時難以分離出來，但是久而久之便得以將成分精準萃取而出，時常被犯罪者所用。義大利醫生吉羅拉莫·墨庫里亞萊（Girolamo Mercuriale）在《論毒藥以及毒藥疾病》[2]一書中寫道：

「共有二種人造砒霜。一種由混入等量鹽的天然砒霜製成。也就是將這種混合物倒入燒瓶中，加熱至蒸氣在燒瓶內壁上結晶並凝固為止，稱作結晶砒霜。另一種從天然砒霜和硫黃的混合物製成，這類被阿拉伯醫生稱作雞冠石。」

據說在當時，早已大致了解砒霜中毒的徵候。例如吉羅拉莫·卡爾達諾（Gerolamo Cardano）就已經十分正確地舉出幾項徵候，譬如口乾舌燥、冒冷汗、腹痛、嘔吐、解尿疼痛、指甲變色與舌頭腫脹等等。

只不過當時的藥劑師，似乎完全找不到有效因應砒霜的解毒劑，倒是提出了各種稀奇古怪的論點，如今看來會落人笑柄。

舉例來說，法國詩人普列涅認為桃金娘和香蜂花這些植物可發揮極大解毒效果（《醫學提要》）．梅爾克利亞利斯（Mercurialis）大概是從切薩雷．波吉亞的例子中想到，裸身鑽進馬或牛被剖開的肚子裡，浸泡在熱騰騰的鮮血及內臟中就能解毒．洛倫斯．卡特蘭（Laurens Catelan）本身很相信糞石的功效，曾表示「這是能針對所有毒藥及傳染病的特效藥」。（《糞石論》，蒙彼利埃，一六二三年[3]）

順便解釋一下，糞石（Bezoar stone）其實是一種半礦物質、半有機質的結石，在草食動物的腸道內都會發現。糞石一名意指「排毒」，源自波斯語的「Pa-Zahar」，而 Pa 是「反對」的意思，Zahar 是「毒藥」的意思。十二世紀西班牙的阿拉伯醫學學者伊本．蘇爾（Avenzoar）十分相信糞石的功效並留下了記錄，算是這方面首位的醫學權威。

糞石在接下來的後代醫學中備受珍視，《倫敦藥典》也將之歸納於最早的百年藥品當中。糞石共有二種，一種為東方糞石（牛黃），另一種是西洋糞石。貴族會將糞石藏於金或銀的匣子裡，當作護身符隨身攜帶，譬如當疫病流行時，還會以天計價高額出租。伊莉莎白從某個東方太守收到的禮物當中，就有巨大的糞石，價格昂貴到令人不敢置信，有時候甚至只用一顆糞石就能換來整塊領地。

按照伊本·蘇爾的說法，「這種石頭是從雄鹿眼中取出。雄鹿為了身體強健，會在吞蛇後立即走入流水中，使水淹至頸部，以防蛇會產生有害的影響。此時雄鹿會滴水不進，因為一喝水就會馬上死亡。泡在水中即可削弱毒性，同時雄鹿的眼瞼會滲出某種液體，並凝固成石。這就是有名的糞石。」

另外法國皇室的宮廷外科御醫安布魯瓦茲·帕雷，曾提出關於糞石功效的人體毒藥實驗報告，其手法殘酷值得矚目，在此為各位介紹如下。

帕雷自己也曾經被捲入宮廷陰謀，遭遇過幾次的毒殺危險，於是才熱衷於加入毒藥實驗。有一次，某貴族將產自西班牙的糞石獻給查理九世，國王為了確認糞石的功效，召來他喜歡的御醫帕雷，打算用活人做實驗。

國王問帕雷，究竟有沒有對任何毒藥都有效的解毒劑。帕雷回國王，各種毒藥的性質不一，所以他不認為有萬能的解毒劑。但是獻上糞石的貴族卻和帕雷唱反調，主張這塊糞石就是能應付各種毒藥的特效藥。因此國王決定透過實驗分辨是非，並向宮廷首席法官詢問是否有預定執行死刑的犯人，結果牢房裡正好有個廚師因為偷了主人家的二塊銀餐盤，翌日即要絞首行刑。

國王向犯人說：「如果用你來做實驗，讓你吞下毒藥和解毒劑後幸運獲救，便可免除死罪。」犯人當然樂意為之，並回說與其在大眾面前被行刑絞首，吞毒死去不知道該有多好。於是這個犯人就這樣先喝下定量的毒藥（毒藥為氯化汞），接著再給他吞下了方才提到的糞石。

「將二種藥吞進胃裡之後，他開始嘔吐起來」，帕雷提到：「不久後引發強烈便意，他走進廁所，直說身體好像要燒起來一樣，不停地要水來喝，接著開始像野獸一樣以四肢爬行，嘴巴吐出舌頭，眼睛和整張臉脹紅，冷汗直流，同時還表示想吐。隨後終於從耳、鼻、口、肛門、陰莖滲出血來，死狀凄慘。」

——馬爾哈涅（Malagaigne）版全集第二十一卷

讀完這樣的記錄之後，腦海中不時浮現古代尼祿腥風血雨的宮廷，或是如同納粹陰森集中營裡人體解剖的情景，對於我們這種二十世紀理性脆弱的人而言，實在叫人忍不住戰慄，但是帕雷身為能在歷史上留名的卓越人文主義者，還是要為他辯駁幾句，其實如此殘酷的毒藥實驗，在異端審訊與火刑臺拷問的呻吟遍地皆是的十六世紀當時，並不叫人訝異，算是習以為常。類似的砒霜解毒劑實驗，席耶那的醫生馬蒂奧利也曾在《手術的一切》（一五六七年）[4]中提及過：

「有一個在布拉格被判處絞首之刑的男子，奉費迪南多（Ferdinando）大公爵之命，接受砒霜的實驗。他喝下了大量的毒藥水，四小時後全身變成鉛色，衰弱到幾乎不能呼吸。醫生也深信他必死無疑。但是將某種藥粉定量摻入白酒中讓他喝下後，中毒現象立即緩解，整個人開始好轉。翌日他完全回復健康，並獲得釋放。」

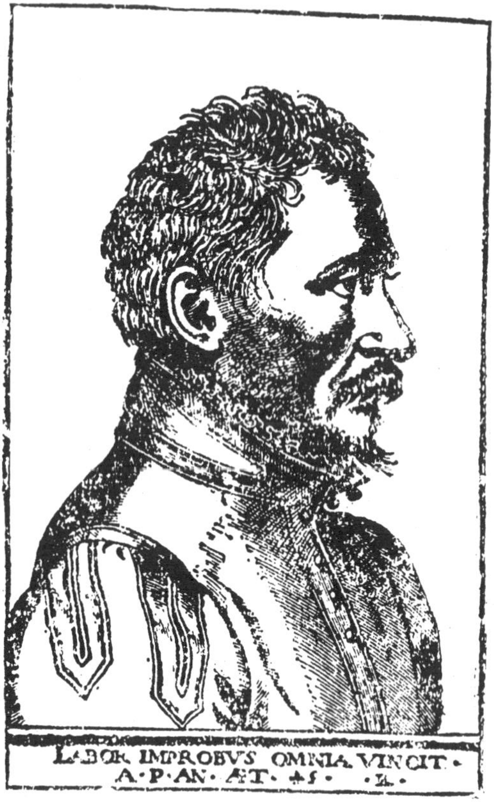
LABOR IMPROBVS OMNIA VINCIT.
A·P·AN·ÆT·45·

圖24　安布魯瓦茲．帕雷的肖像

坦白說，唯一對砒霜有效的解毒劑，就是葡萄酒。從帕雷開始，許多醫生都將酒視為最佳的治療用藥。當有人因為某些原因擔心遭毒殺時，對於香氣過強的香料、烹調過後的肉類、味道濃厚的醬汁，都必須非常警戒才行。這些人一有機會需要攝取肉湯的時候，一定會提前空腹喝下「解毒劑」（Theriac）或米特里達梯糖果劑，以備不時之需。

話說從十六世紀開始進入十七世紀之後，來到了毒藥的全盛時期。沒有一個時代會像此時一樣，可怕的毒藥隨處橫行，毒殺事件相繼頻繁發生。就連天生體弱多病的路易十三世和黎希留公爵（Duc de Richelieu），可說一直都被毒殺恐慌症纏身。他們互相書信往來，隨時確認彼此的身體健康，也相互提醒各自要留意飲食。

依照馬松博士的說法，黎希留一直在身邊養了很多隻貓，這不只是因為他很愛貓，也是為了讓這些動物嚐出食物中的毒藥。

另外還謠傳路易十三是從直腸吸收了砒霜而亡，這種說法未必沒有根據。倘若傳言屬實，可見他具有某種性變態的傾向，說不定天生就是個灌腸狂。

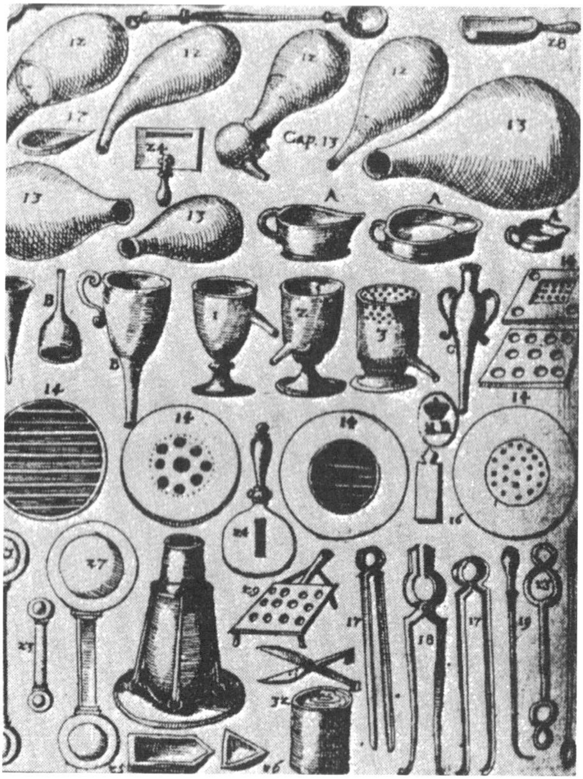

圖25　各式煉金術器具

太陽王路易十四身邊，也有許多近親及妻妾都是原因不明離奇死亡。路易十四是擁有無上權力的世界霸主，在誇耀姿色的宮廷女性眼中是唯一憧憬的對象，這點當然不足為奇。家族的政治前途加上男人的野心，使得出入宮廷的閨女及人妻，總是各個夢想著與太陽王同床共枕的榮光。「丈夫將妻子獻給國王」，安德列．莫洛亞在書中寫道。因此為了滿足霸道專制君王的淫褻欲望，隱微、陰險、執著的鬥爭，自凡爾賽宮發展開來。蒙特斯潘夫人的黑彌撒事件，可說也屬其中一環。

在路易十四治世下，象徵著凡爾賽宮與古典主義美學的輝煌時代，背地裡卻發生了無數起毒殺案件，墮胎、強姦、近親相姦、妖術瀆聖等等的恐怖訴訟事件不時在人們耳邊流傳。生活在當時的塞維涅夫人（Madame de Sévigné）就是一名證人，她在寫給女兒的信中這樣說道：

「若要辨別是非對錯，在距離遙遠的妳眼中，身在此處的我們，所有人簡直是呼吸著毒藥過活，也許妳會覺得我們生存在瀆聖與墮胎之中。這裡的風氣實在會讓整個歐洲感到毛骨悚然。百年後讀到我倆信件的人，想必會十分同情我們目睹著這些事件過日子吧！」

——一六八〇年一月二十九日的信件

以悲劇作家一姿名聲無人可及的學術界成員，當時的大文豪拉辛（Racines），也被人謠傳迷上了一名女演員杜派克（Du Parc），後來為了讓她墮胎還不惜毒殺對方。當初洩漏這條可怕八卦的人，就是擅長使用毒藥的知名妖術師拉．瓦森（La Voisin）。拉．瓦森在一六八〇年，被視為布蘭維利耶侯爵夫人的共犯處以火刑，火刑前在法庭上接受拷問時，她坦誠著名的劇作家毒殺了女演員，疑似也搶走她手上的高價鑽石戒指。因此拉辛甚至收到了臨時逮捕令，但是警方認為，最終還是無法追究這位在國王保護下的學術界成員，於是放棄深入追查下去。但是真相似乎是女演員流產後，併發了腹膜炎才會喪命。

繼蒙特斯潘夫人之後成為路易十四寵妃的方唐婕（Fontange），芳齡二十就因子宮炎大量出血身亡，這起事件也是一個謎。傳聞是蒙特斯潘夫人給她喝下有毒的牛乳致死。雖然路易十四明顯疑心，卻禁止解剖企圖抹滅謀殺事件，所以真相只能永遠深鎖於黑暗之中。

人稱王弟妃殿下的路易十四弟媳，英格蘭的亨利埃塔公主（Henriette d'Angleterre）的死同樣籠罩在曖昧之中，使得人們心中充滿各種臆測。她雖然嫁給路易十四的親弟弟奧爾良公爵菲力浦（Philip）為妻，卻沒想到丈夫是眾所皆知的同性戀者，柔弱的丈夫身邊經常環繞著一群美少年，對於年輕妻子幾乎看都不看一眼。儘管亨利埃塔天生體弱多病，卻是個潑辣又魅力十足的女人，她在路易國王委託之下，肩負起和英國之間的溝通橋樑，發揮她的外交手腕。後來在二十六歲時，年紀輕輕便離奇死亡。

一六七〇年六月二十九日，亨利埃塔的老毛病頭痛加劇，於是請人拿來加入菊苣根粉末的水來喝，隨後她突然冒出一句「啊啊，好難過，我不行了」便倒下了。根據知名女流作家拉法耶特(La Fayette)的證詞顯示，亨利埃塔滿臉鮮紅緊接著立即轉黑，身旁眾人無不愕然。她依舊繼續喊叫著，只是再也站不起身，後來就痛苦地被人抬走了。

最終兇手是誰不得而知，不過大部分皆謠傳，是她丈夫喜歡的少年洛林騎士和朋友埃菲阿侯爵(Marquis d'Effiat)串通一氣，在她的茶杯裡下了毒，整起事件全是複雜的嫉妒心所致。像是砒霜、銻毒或氯化汞，都不會使人如此猝死，或許是當時被羅馬疏遠的洛林騎士，將義大利的強力毒藥送到了埃菲阿侯爵手上。以上就是聖西門(Comte de Saint-Simon)的看法。

亨利埃塔的屍體整個被解剖，全部過程有英國國王代理人列席。但是十五名醫生只有達成一個共識，大家都不認為有毒殺的跡象，不過關於死因還是眾說紛紜。有位醫生認為是霍亂，因霍亂去世的人，死狀的確酷似某種中毒反應，但在診斷上極為困難。不過當時並沒有人聽說，這種傳染病曾經在巴黎流行過。

有些學者主張，路易十四的時代與羅馬奧古斯都皇帝的時代十分雷同。因為舉凡妖術師、咒術師、占星師、販售春藥及墮胎藥的香料師、江湖術士與解夢的魔法師等，全來到罪惡之都巴黎雲集。法國各地的鄉村修道院，也頻繁發生盧維埃事件、盧丹事件這類群體惡魔附身的事件，且修道士將靈魂獻給惡魔，製造春藥及毒藥的例子也不在少數。

女妖術師的家中從早到晚，「不但有窮人走來，還有貴婦乘四輪馬車或轎子前來。她們會在快到之前走下馬車或轎子，戴上面具並將帽子壓低，避免臉部被人瞧見。隨後報上先前的暗號，門便會悄悄打開。來訪者稍待片刻之後，就會被帶到女妖術師面前，展開詭異的畫面，且大部分的來客都會全身顫抖。等到來訪的女子下定決心時，女妖術師完全不需要絮叨什麼，即向對方說會幫忙殺死丈夫，請對方帶著當事人的襯衫來即可。女妖術師會用內含砒霜的肥皂洗過衣服再還給對方。另外還有其他的作法，就是將『水』交給來客。這種水乍看之下似乎無害，無色又無味。女妖術師會教來客將這種水加入食物、藥品或灌腸劑中。事實上在這種水裡已經溶入了砒霜，而這等程度的砒霜分量，會讓丈夫在很長一段時間之後，不知不覺命喪黃泉。」

——拉維松（Félix Ravaisson-Mollien），《巴士底古文書》，一八七〇年

書目註記

1. Magia Naturalis, Giambattista della Port, 1631.
2. De venenis, et morbis venenosis tractatus locupletissimi..., Girolamo Mercuriale, 1584.
3. Paraphrase sur la pharmacopée ... Ensemble un traicté des eaux distillées qu'un apothicaire doit tenir en sa boutique, Laurens Catelan, 1623.
4. Opera quae extant omnia, Pietro Andrea Mattioli, 1567.

布蘭維利耶侯爵夫人

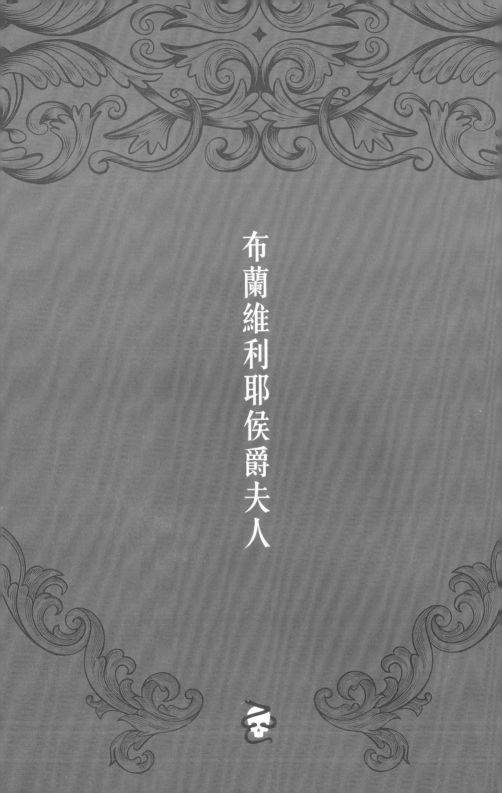

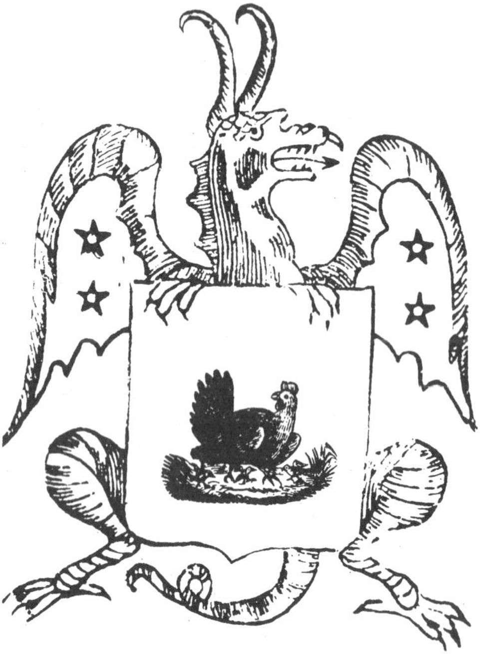

圖26　黑彌撒教典《赤龍》的插圖

狄克森．卡爾的小說《燃燒的法庭》[1]，內容與十七世紀著名毒殺魔人布蘭維利耶侯爵夫人有關，故事情節曲折離奇，我記得在卡爾眾多作品中，堪稱屬一屬二精采的作品之一。

我之前曾經讀過，不過內容已經忘記大半，反正就是布蘭維利耶侯爵夫人投胎轉世的女性，出現在二十世紀的現代，她見到漏斗就會心生恐懼的部分，叫人十分印象深刻。

為何她會害怕漏斗，其實是因為過去侯爵夫人面臨火刑之前，在法庭拷問室裡被人用漏斗塞住嘴巴，不斷灌入大量的水使她無法呼吸，而這種可怕的記憶猶如隔世遺傳一樣留下。

究竟在這個推理小說界鬼才的作品中登場的著名毒殺魔人布蘭維利耶侯爵夫人，是個擁有哪些身世來歷的女性呢？

接下來就來簡單描述她的模樣。

未來的侯爵夫人瑪莉瑪德蓮．瑪格莉特．德奧貝（Marie Madeleine Dreux d'Aubray），於一六三〇年七月二日生於巴黎，父親是法國的一位司法官。她才貌雙全，但天性容易見異思遷，凡事都容易一頭熱。她不但淫亂且愚蠢，少女時期便陸續委身於兄長。一六五一年，她嫁給了安托萬．戈柏林．布蘭維利耶侯爵（Antoine Gobelin, marquis de Brinvilliers），這位侯爵十分富有又貪圖享樂，而且還是個腦筋不太好的濫好人。

在當時的貴族社會中無一例外，不久後她也被侯爵棄如弁髦，飽嚐獨守空閨之苦，於是開始對身邊的男性下手尋歡。在她眾多的情人當中，包含納代拉克侯爵（Nadaillac）、孩子的家庭教師布里安古（Briancourt）。不過她用情最真的對象，則是她丈夫經常出入家中的友人，騎兵隊的士官戈爾丹．德．聖克魯瓦（Godin de Sainte-Croix），是個出身加斯科涅地區名門之後，喜歡吹噓的男人。

由於侯爵自己也是個花花公子，對於侯爵夫人的姦盜邪淫全能視而不見，但是重視倫理道德的侯爵夫人父親，卻受不了家人如此胡作非為。因此利用自己身為司法官的地位，發出了所謂的命令拘留令，將女兒傷風敗俗的情人聖克魯瓦，關進了巴士底監獄長達六週。

不過這個名叫聖克魯瓦的風流男子，從以前就對化學及藥物學很感興趣，聖克魯瓦碰巧認識了一名正在巴士底監獄坐牢的男子耶格吉利（Exili），從他身上學到了調製毒藥的祕方。義大利人耶格吉利其實是當時赫赫有名的毒殺魔人，據說他在依諾增爵十世在位時，曾經毒殺了超過一百五十人。

正好在同一時期，布蘭維利耶侯爵夫人也頻繁現身巴黎市立慈善醫院，聲稱去探望病人，然後滿心愉悅地將下毒的葡萄酒及餅乾拿給他們吃。這樣事情永遠不會敗露。

不知道她是從什麼時候，染上了這種異常的嗜好？也許是受到聖克魯瓦的影響。不過這種嗜好幾乎就像與生俱來，輕易便在她的內心與天性融為一體。實驗毒藥的對象並不限於病人，她也給家中女僕弗朗索瓦．拉塞爾喝了幾杯醋栗糖漿，還吃了幾片毒火腿，險些害她走上黃泉路。

聖克魯瓦出獄後，馬上下定決心要用耶格吉利教他的祕方報仇。迷戀情人到不能自拔的侯爵夫人決定幫忙，沒想到她竟然不顧親情，向父親下毒。而且還是每天一點一點地投毒，花了八個月才將父親殺死。

咄咄逼人的父親去世後，侯爵夫人變得更加狂放，為了獨占遺產，打算謀殺兩名兄長。這起犯罪事件發生在一六七〇年，忠誠的男傭拉．紹塞（La Chaussée）聽從侯爵夫人之命，很容易便完成任務。

兩名兄長痛苦地氣絕身亡。屍體解剖後（畢竟一直生龍活虎的人卻突然相繼死去），對於死因雖有疑慮，但是夫人身邊的人完全三緘其口，因此搜查馬上就中斷了。

夫人的毒殺嗜好儼然天生傾向一般，幾乎呈現瘋狂狀態。體驗過二、三次成功的滋味後，這次她盯上了過去的情人布里安古。再加上她的大女兒腦筋不太靈活，所以夫人也打算殺了她。最後夫人得知丈夫與聖克魯瓦有同性情節後，實在過於嫉妒，也下定決心要毒殺丈夫。

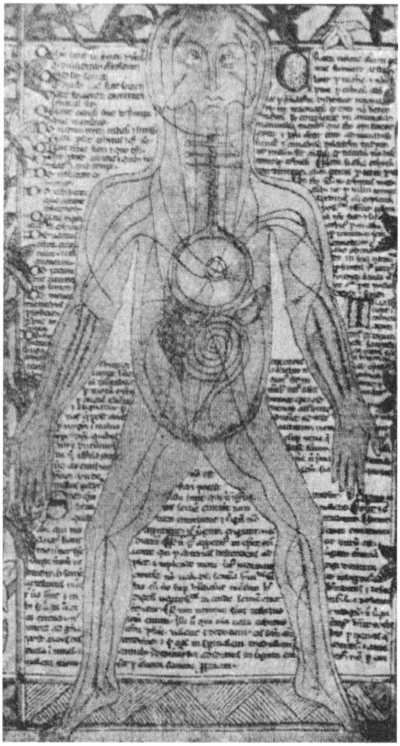

圖27　解剖圖。引用自十三世紀的寫本

心地善良的布蘭維利耶侯爵，沒想過薄情的妻子會下毒害他，於是向友人聖克魯瓦要了解毒劑，因緣巧合下保住一命，並沒有被她害死。

最後侯爵夫人向艾德蒙·皮羅（Edme Pirot）神父懺悔，一問之下才發現，布蘭維利耶侯爵夫人一直很小心地對侯爵下了極微量的砒霜，因此周遭的人長期以為侯爵深受雙腳發炎所苦。她向神父坦誠，如果一次大量下毒，效果會立即顯現，擔心行跡敗露。

對於聖克魯瓦自己來說，時間一久也覺得布蘭維利耶侯爵夫人會變成擺脫不了的負擔。他覺得如果一直和她這樣危險的女人保持關係，最後一定會遭受飛來橫禍。事實上，夫人的毒殺計畫他也參了一腳。但在夫人殺死兩名兄長後，這個好色之徒曾向夫人借了鉅款，在沒有拿回借據之前，他無法隨便殺了夫人。另一方面，聖克魯瓦將這件毒殺計畫的證據，小心翼翼地收在小箱子裡，以防萬一可以派上用場。小箱子裡除了證據之外，還放了小瓶毒藥，以及夫人寫給他的三十四封情書。

因此，這對戀人彼此之間不斷打著心理戰，鬥得你死我活，沒多久，這場暗鬥居然有了意想不到的了斷。聖克魯瓦突然暴斃。不知道是不是生病的關係，還是在穆比爾廣場死胡同的自宅實驗室進行化學實驗當下，失誤中毒而亡，總而言之，只能確定他並非死於布蘭維利耶侯爵夫人之手。隨後在一六七二年七月，他的住家遭人查封。

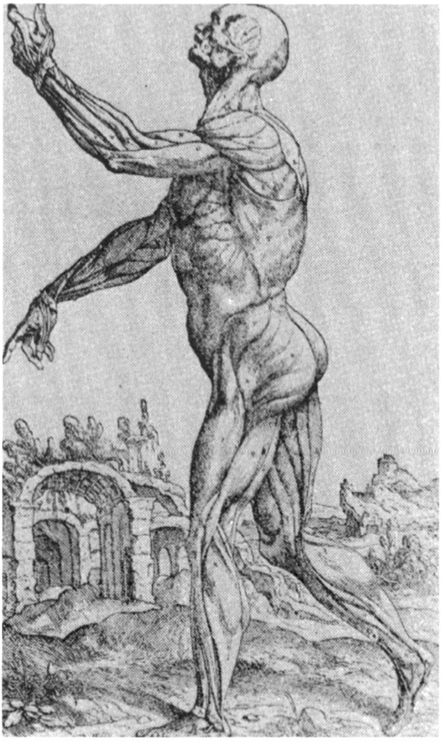

圖28　肌肉解剖圖。引用自維薩里（Andreas Vesalius）的《人體的構造》（De humani corporis fabrica，一五四三年）

可是當警官撕下封條入屋搜查，竟發現一個可疑的小箱子。小箱子上貼著寫有下述內容的紙條，上頭是聖克魯瓦的筆跡：

「取得這個小箱子的人，我要向您低聲請求，請您將這個小箱子送還住在蘇維聖普爾街的布蘭維利耶侯爵夫人手上。箱中全是與她有關的物品，一切只能歸還她所有，除了她以外，對任何人來說皆是無用之物。假如她比我早死，請別打開箱子的蓋子，將內容物燒毀即可。我向所有神聖的神發誓，若我在此所言全屬事實，任何人皆不得以無知為理由打開箱子的蓋子……」

看完這張紙條後，如果有人不會被好奇心驅使，才更叫人不可思議。警官謹慎地抱著箱子，趕往上司家中。

這下子侯爵夫人也心神不寧起來，試圖暗中收買司法警察，還拼命誘惑負責此案的官員，用盡了各種手段卻徒勞無功，最終小箱子還是被打開了。官員從箱中取出小瓶子，讓動物試喝內容物，結果動物一下子就死掉了。可見瓶中的內容物肯定是砒霜。

得知自己有嫌疑後，夫人小心翼翼地躲到鄉下，宣稱箱中的信件全是偽造之物。後來忠誠的男傭拉·紹塞因為和聖克魯瓦之間有金錢上的借貸往來，於是便被逮捕了。拉·紹塞被認定是毒殺犯，受到足枷拷問，將知道的事情和盤托出，一六七三年三月二十四日這一天，他被處以車裂之刑命喪黃泉。

逃到倫敦的侯爵夫人，因為缺席審判被處以斬首之刑。不久後英國政府向她發出驅逐令，夫人於是逃到了荷蘭，接著又轉輾逃到皮卡第、瓦朗謝訥、列日市。後來有段時間藏身於列日市的修道院，最後在一六七六年三月二十六日，被一名叫作德卡里耶爾的人給逮捕。

一聽說她會被護送到巴黎，起哄民眾沿街圍觀。這種想要一睹著名毒殺犯的心理，自古至今從未改變。當她被收押後，隨身物品中就有一個過去一直由聖克魯瓦保管，裝著毒藥的小箱子。除了毒藥之外，還有她轟動一時充斥醜聞的認罪記錄。

入獄後的布蘭維利耶侯爵夫人，使盡全力引誘獄吏想取回被奪走的小箱子。但是當她知道這麼做也無濟於事後，便吞下了玻璃碎片及瓶子，並將棍子塞進肛門企圖自殺。可見她真是一個強悍的女人。

在她馳名的「認罪記錄」中，出現眾多無法公諸於世的殘暴惡行。包括縱火、與兄長近親相姦、手淫及口交、與有婦之夫通姦、雞姦及墮胎等等。

她還悄悄將一生犯下的無數毒殺案，在「認罪記錄」中和盤托出。為什麼她會刻意將自己的重罪證據，白紙黑字地寫下來呢？

在回答這個疑問之前，我們必須了解一點，其實歷史上屈指可數的毒殺魔人，完全無法抵抗將他們重大罪行逐一供出的誘惑。

就連布蘭維利耶侯爵夫人也是一樣，她曾坦率地向共犯拉．紹塞，還有情人布里安古道出所有的祕密。例如在某個晚上，她酒醉後拿出粉末狀的純化物給藥局姑娘看，得意洋洋地說：「我要用這個向敵人報仇，用這個來謀取遺產。」

但在梅濟耶爾進行的第一次審問中，她卻堅決否認自己寫下的一切。後來她被移送至巴黎法庭附屬監獄。審問從一六七六年四月二十九日直到七月十六日結束，拉穆瓦尼翁（Lamoignon）法官總共進行了二十二場的審問。

侯爵夫人片刻都沒有放下貴族的自尊與威嚴，總是昂首抬頭面對法官席，列席的法官無不感到驚嘆，而且恐懼不已，質疑這個女人難道沒有感情，或是先天欠缺道德感嗎？

事實上，她連一滴眼淚也沒有落下。以證人身分出庭的布里安古，歷經十三小時，想盡辦法努力引她說出懺悔之語，最終還是宣告放棄。「如果是你，你會哭出來嗎？明明是個男人，真是沒有骨氣！」她就只說出了這麼一句話。

知名律師尼維爾（Nivelle）接受了這場不可能成功的辯護。這名律師指責情人聖克魯瓦就像惡魔，大量引用了神學書籍中的文章，最後一再主張被告寫下的自白不得作為證據。但是這般取巧的辯論，幾乎無法動搖法庭。

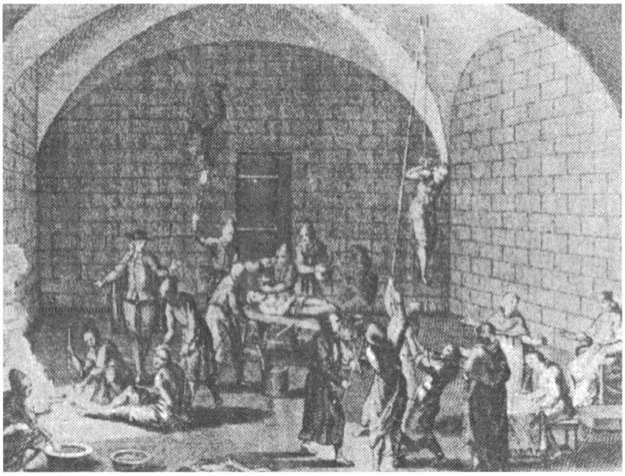

圖 29　異端審判所

七月十五日，法庭給被告最後一次機會，要求她反省和悔悟，但是候爵夫人依舊保持緘默。

隨後委由索邦大學（Sorbonne Université）艾德蒙・皮羅教授負責此案，過去從頭到尾堅稱毫不知情的夫人，突然全身無力精疲力盡。正如中世紀幼兒屠殺犯吉爾・德・雷（Gilles de Rais）與被害者家人面對面後，突然涕淚縱橫，呼喚神的名字幡然悔悟時一樣。無論精神面再強大的人，都會出現氣力孱弱的瞬間。優秀的神父就是巧妙運用這點，才能讓人懺悔。這場自白實在太叫人感動，索邦大學的神學教授甚至還以為，在他眼前的或許是位聖女。

七月十六日做出判決後，判決結果對於夫人來說十分殘酷，因此律師請願案件能重新審理。有人則認為，夫人會據實相告，決定在最後坦白一切，恐怕是身體受不了火刑法庭的拷問。

所謂的火刑法庭，是十七世紀路易王朝時期，另外針對妖術及毒殺等特殊案例進行審理，並宣判火刑的法庭，室內會布滿黑布，白天也僅用火炬之光照明，場面陰森。

在這裡拷問格外可怕，與十五世紀惡名昭彰的黑衣修士托爾克馬達（Tomás de Torquemada）主持的馬德里異端審判所殘虐程度不相上下。最普通的拷問器具有鞭子、車輪與木馬等，倘若為重罪犯人，還會火燒手指腳趾、拔掉指甲，拷上腳鐐後慢慢地用楔子收緊，將鉛融化灌入罪人的耳朵、眼睛及嘴巴，再用漏斗將一整個水槽的水注入口中，屢屢採用極其詭變多詐且十分殘暴的手法。

布蘭維利耶侯爵夫人受到的拷問，就像狄克森．卡爾書中所言，據說是利用水和漏斗來折磨的終極手法，所以就算是她也頂不住。

話說在拷問之後，她被送上了弒親犯專用的囚車，連夜從法庭監獄載往巴黎聖母院，接著又被帶到了格里夫廣場。隨後就在這裡，一大清早伴隨著群眾的罵聲連連，被死刑執行人斬首。當時她年僅三十七歲。她的頭顱一直到最後，都像貴婦人般高傲地挺直著。

「她那可憐嬌小的屍體在處刑過後，被扔進熊熊大火之中，骨灰隨風飄散」，塞維涅夫人如此寫道。「因此我們呼吸的空氣都充斥著她的骨灰，藉由靈魂交流，那些有毒的本質將侵入我們體內……」

塞維涅夫人內心的不安，就某種意義而言，也許和二十世紀人們擔心原爆實驗對大氣造成汙染的心理如出一轍。就像我們相信科學，十七世紀的人們也一直相信惡靈的存在。

處刑隔天，見異思遷的巴黎市民想去撿拾新的殉教者的遺骨，於是用棍子翻攪仍冒著煙的熱灰。人們口中的布蘭維利耶侯爵夫人遺骨，被視為驅魔護身符以高價賣出，則是後來的故事了。

書目註記

1. The Burning Court, John Dickson Carr, 1937.

黑彌撒與毒藥

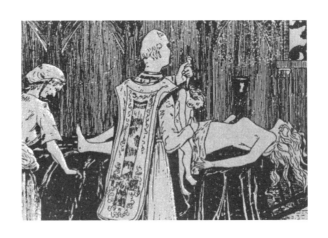

圖30　吉布神父與蒙特斯潘侯爵夫人的黑彌撒

一六七七年九月二十一日，警察在巴黎聖昂圖萬市鎮的教會，扣押了一封可疑的匿名信件，信中穩妥的計畫提及國王與王太子將於近日遭到毒殺。

當時巴黎毒殺案件頻傳，因此警察對這封信感到格外敏感，而且不久前，王弟妃殿下也才剛喝下藥水離奇死亡，卻始終找不到犯人，整起事件陷入謎團之中。在這種種因素下，讓警察十分重視這封匿名信，經過二個月嚴謹的搜查行動之後，陸續逮捕了幾名嫌疑犯，這些人都與沉迷「黑彌撒」及販售毒藥脫不了干係。但是順藤摸瓜後，在搜查期間浮出檯面的嫌疑犯當中，出現了路易十四的情人蒙特斯潘侯爵夫人，於是讓整件事開始變得棘手，致使警察局長拉．雷尼（La Reynie）不得不因此傷透腦筋。

這就是史上馳名波旁王朝「毒藥事件」的開端。隨後，接連有貴族、貴婦、資產階級與詭異修道士等人被帶上法庭作證或強制自白，搞得整個巴黎天翻地覆不得安寧。

那時候警察的密探在四處暗中活動。就連沒人委託案件的差勁律師佩蘭（Perrin），也被警察雇用成為密告者之一。有一次，專為巴黎上流人士服務的裁縫店夫人維戈羅（Vigoreaux）舉行了派對，他人到現場後，發現赫赫有名的女占卜師瑪莉．博斯（Marie Bosse）現身派對之中。佩蘭直覺認為，肯定有事發生。果然酒酣耳熱、縱情享樂後，這名女占卜師便趁著酒意，大聲嚷嚷著：「毒殺直是門好生意，我只要再殺三個人，就能變有錢人，接著就可以金盆洗手了。」

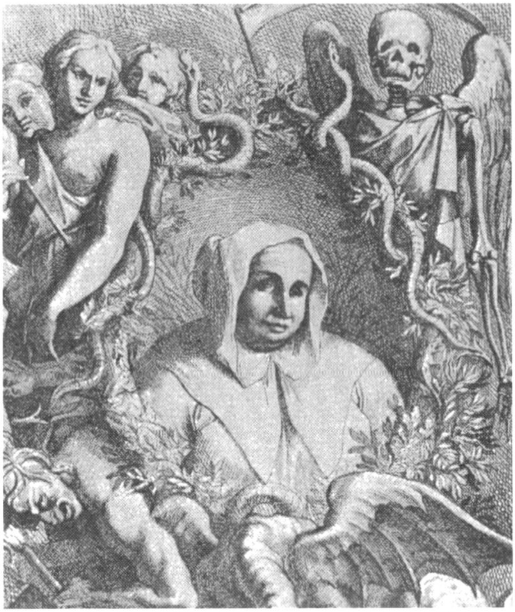

圖31　拉・瓦森的肖像

耳朵很靈光的佩蘭當然不會錯過這個消息，他馬上緊急匯報這項情報。結果在一六七九年一月四日早晨，瑪莉．博斯人還在家中呼呼大睡時，警官便破門而入，不聽任何說辭將她逮捕了。接下來在二個月後的三月十二日，也是因為這個瑪莉．博斯的自白，害得那位著名的女毒藥師拉．瓦森也慘遭逮捕。

在調查期間，拉．瓦森受不了拷問，終於開始坦誠不諱，在場的法官也被事件的不可思議完全嚇傻了。惡魔崇拜屬於中世紀的遺物，沒有人相信，在這十七世紀路易十四輝煌的治世下，巴黎市區竟然還存在這種古老又陰森的迷信。

拉．瓦森曾經嫁給破產的珠寶商安托萬．蒙瓦辛（Antoine Montvoisin），年紀輕輕就懂得看清人類的心理弱點，天資聰慧，專心致志地研究手相學、塔羅牌占卜與顱相學，並在布爾格爾街上買下庭院廣大的豪宅，與丈夫和女兒三人居住，當時還邀請了許多賓客前來。身為主人的她，完全就像古時候的拜占庭帝國女王一樣，身上穿著的深紅色寬鬆長袍，用金線繡上了雙頭鷲。

她邀請了貴族、財界人士及政治家來到自宅，舉辦高級晚宴及音樂會，而且學識豐富的她，甚至自行前往索邦大學與教授討論占星學的問題。她待客親切且為人和藹，美酒美食一應俱全，所以大家都很樂意將各種個人瑣事提出來與她商量。

但在品味高尚的豪華客廳後頭，卻隱藏了可怕的毒藥實驗室，還有製造化妝品、春藥與墮胎藥的房間。她的豪宅裡，還雇用了藥劑師及產婆。有一個房間內擺著巨大爐灶，不時散發出引人反感的惡臭煙霧，其實這就是用來焚燒藥物殘渣，還有流產嬰兒的設備。根據拉．瓦森的自白顯示，她在十年內已經在這裡處理掉超過二千名胎兒。另外還備有以人脂製成的蠟燭，用來進行惡魔崇拜的儀式。

蓄著面紗的貴婦，會躲躲閃閃地來到她的豪宅購買春藥、墮胎藥及以砒霜製成的毒藥等等，這就是她龐大的收入來源。這類買賣，通常與自甘墮落的基督教會祭司有所勾結。其實無論在哪個時代，毒藥師似乎都會與妖術師的運命牽扯在一起。

他們會買來賣春婦生下的無父嬰孩，從街上擄走小孩子，然後在黑彌撒的儀式上，殺人取血倒入聖杯中。欲深谿壑的墮落修道士，在收到拉．瓦森給的酬金後，便會接下工作主持這種血腥的儀式。

聚集在拉．瓦森身邊的不良祭司當中，有因為背教及屠殺幼兒遭判有罪的馬利埃特神父、默倫揚父，還有在惡魔崇拜儀式中強姦十五歲少女而被判死刑的圖爾奈神父、從刑場官員買來人脂製作蠟燭的達沃神父等人。不過其中最有名的，是外號「斜視老人」的可怕妖術師吉布神父(Étienne Guibourg)。

雖然真假難辨，但是相傳吉布神父發明的奇妙毒藥就是「Avium risus」，也就是俗稱的「邪惡之笑」，又名「藍色青蛙」，人只要服下這種藥就會笑個不停，一直笑到死為止。

在吉布神父的自白中指出，一名高等法院的法官皮農．杜馬特雷（Pinon Dumartray）向他買了這種毒藥，企圖用來毒殺國王。最後杜馬特雷雖然毒殺未遂，不過他會下此毒手的動機，全因為國王以不實之罪害財政部長富凱（Fouquet）下獄，最後還將之毒殺。

富凱在一六八〇年死於皮鈕羅爾城時，他慘遭毒殺的傳言廣泛流傳開來，而且在背地裡譴責國王處置不當的人也非常之多。富凱是個有作為的政治家，經常保護文學家及藝術家，沒想到國王的寵姬露易絲．德．拉瓦利埃爾（Louise de La Vallière）頻頻向他示好，因此才招來國王猜疑，被處以貪汙之罪，宣判終身監禁。相傳《鐵面人》就是以富凱為原型。

然而在「毒藥事件」中被一網打盡的犯人當中，竟有許多一無所知的平凡人混入其中，他們都是被騙來專門從事毒藥的買賣。就像祕密的販毒集團一樣，在他們這群人當中形成了祕密的社團組織，與每個地方皆有聯繫，當缺少所需的毒藥時，便會從其他地方寄來巴黎。拉．瓦森公開的情人，一直在從事各種怪異買賣的萊薩熱神父（Lesage）坦誠，毒藥商還會與德國、瑞典以及其他國家保持聯絡。

起初被傳喚的嫌疑人超過四百人，於一六七九年四月十日召開了著名的火刑法庭，歷經三年不斷進行曲折蜿蜒的審理之後，終於在一六八二年七月二十一日做出最終判決。但是慘遭極刑的人數僅有三十六人，其他人則利用政治關係或王室交情而順利免去刑罰，僅被驅逐至國外或是獲得保釋。可見審判這種事，古今中外都難以公正。

但是審判的結果，顯見許多例子都是當時的貴族或資產階級夫人，為了情人欲將丈夫殺死，讓世上的丈夫無不心生膽怯。

例如普萊永夫人（Marguerite de Poulaillon），她曾是香檳地區山林督察的夫人，可是丈夫性格殘暴，因此起先她打算利用咒法謀害丈夫性命，但卻沒有成功，後來她遵照女妖術師瑪莉．博斯的意見，讓丈夫穿上染有砒霜的襯衫，沒想到丈夫只說他身體癢到不行，並沒有喪命，於是她又雇了殺手，打算將丈夫刺死，只是這次同樣以失敗收場。最後丈夫受不了她的所作所為，終於將她告上法庭。

不過普萊永夫人貌美聰明且能說善辯，法官完全被她玩弄於股掌，竟然只輕判她驅逐國外。另外還有一個名叫布呂奈（Brunet）的資產階級婦女，同樣被告謀殺丈夫，可是她與法院毫無交情，於是被處以極刑，雙手慘遭斬斷，最後被判絞首並焚屍。

說到布呂奈公爵夫人，她就像女王一樣，威風凜凜地步入法庭，用諷刺的口吻駁倒法官，令他看起來十分可笑。依照伏爾泰所言，當法官訊問她「有沒有見過惡魔」時，她裝模作樣地回說：「有見過，現在就在我眼前。惡魔長得很醜，一臉窮酸，還穿著一身官員的服裝。」此時只見法官苦著臉，一句話都說不出來。

堪稱「毒藥事件」主嫌的拉．瓦森，坦承犯下了不計其數的殺人案，一六八〇年遭到處刑。她完全沒有撤銷先前所言做出丟臉的行為，這種死法實在符合暗黑世界的女王風範。譬如在書信文學享有盛名的塞維涅夫人，便對她這種光明磊落的惡人姿態心生感嘆，寫下了下述感想：

「即便她被帶往巴黎聖母院，依舊沒打算乞求赦免她的罪行。終於抵達市政廳廣場後，她用盡全力抵抗，不願步下囚車，所以被官役強行拖了下車。她被鐵絲捆綁，被迫坐在木柴堆上，周圍布滿了稻草，接著她大聲怒罵，將草堆推開了五、六次。但是最後火還是熊熊燃燒起來，掩蓋住她的身影。想必她的灰燼，至今乃彌漫在空氣之中。」

——一六八〇年二月二十二日書信

不過弒君罪的恐怖懲罰遠比火刑更叫人害怕，因此拉．瓦森到最後都沒有將那名共犯供出。這個人就是和路易十四生下七個私生子的蒙特斯潘侯爵夫人。

只是萊薩熱神父、吉布神父及拉．瓦森的女兒瑪格麗特（Marguerite）等人，卻不像她如此嘴硬，所以在法庭上供出了許多不利蒙特斯潘侯爵夫人的證詞。路易十四震驚之下，立刻命人將審判記錄銷毀。

蒙特斯潘侯爵夫人是個很有野心的女人，她將路易十四的寵妃露易絲．德．拉瓦利埃爾趕走後，完全取代了寵妃的地位，每當她懷疑國王開始疏遠她的時候，就會來到布爾格爾街上的拉．

瓦森宅邸，購買大量春藥給國王服用，還會進行黑彌撒下咒想害死拉瓦利埃爾。宮廷內的人得知事實之後，大家都對她可怕的偏執行為感到畏懼。

蒙特斯潘侯爵夫人不僅在拉．瓦森的介紹下拜訪了吉布神父，並且請他舉行黑彌撒下咒，甚至還在儀式期間，毫無廉恥地親自裸身上陣化身祭壇。因為黑彌撒從很早以前，就需要在裸女腰間進行儀式。

不過國王早已對三十八歲的年長婦女開始感到厭煩，雖然蒙特斯潘侯爵夫人竭力爭取國王寵愛，但她知道終究是徒勞無功，於是計畫將國王與他的新愛人方唐婕一同殺害。此時她派出羅馬尼及伯特蘭這二名殺手前去謀殺，沒想到殺手竟害怕罪行重大，最後逃之夭夭。

因此蒙特斯潘侯爵夫人又來找拉．瓦森商量，結果這名女毒藥師要求十萬埃居作為事成之後的酬金，便將祕法傳授予她。這個祕法就是將毒藥塗在請願書上呈給國王，只是這個計畫終究沒有實現，因為此時員警終於出動，逮捕了拉．瓦森。

無論如何，「毒藥事件」最後的解決方式含混不清，總叫人感到遺憾。警察局長拉雷尼想追出犯罪真相，沒想到政府竟發動指揮權，命令他停止調查。因為擔心事情再拖下去的話，恐引發醜聞風波顛覆王座。拉雷尼滿心怨憤無處宣洩，但也不得不咬牙停手搜查犯罪事實。

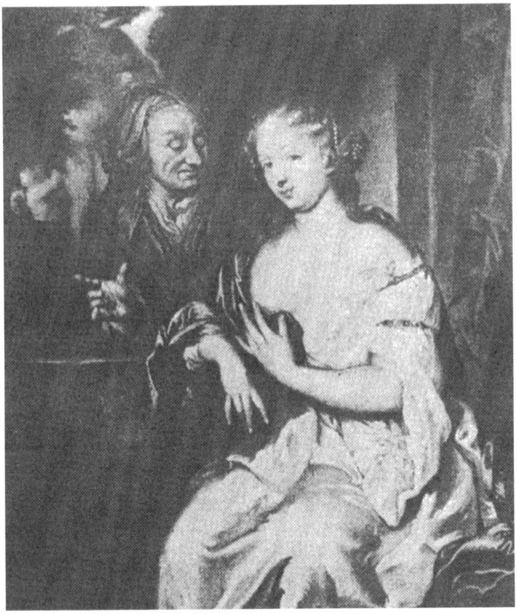

圖32　蒙特斯潘侯爵夫人的肖像

警方無法堅決處置的理由還有一點，因為沒有一條法律可用來對付妖術。不過在一六八二年，大概是路易十四也嚐到苦頭，終於發布了一條法令，主要規定不分毒殺與妖術皆須嚴懲。

法令如下所述：「所有熱衷預言且自稱占卜師的男女，立即驅逐國外，並處以體刑。明顯使用過毒藥者，無論被害者是生是死，皆處以死刑。此外禁止醫生以及藥局以外人員，在沒有許可證的情形下，聲稱醫藥用途或是實驗用途，甚至以其他任何理由，使用蛇、蟾蜍、蝮蛇及其他有毒生物。」

雖然年代不明，不過大概在十七世紀末尾時，發現了一種可怕的毒藥，就是大名鼎鼎的「托法娜仙液」，發源自義大利南部，曾經廣泛流行，但也有人質疑這種藥水是否真實存在。因為名為托法娜的三名惡女，各自都生存在不同的時代。

第一名惡女在一六三四年於巴勒莫遭處刑；第二名惡女在一六五一年於羅馬安詳過世；第三名惡女在一七八〇年左右，閉居羅馬一間修道院裡，將小瓶子賣給來訪的女子。瓶子上的標籤寫著「拿坡里水」、「佩吉亞水」，或是「巴黎的聖尼古拉之糧」，表面上看似化妝品，事實上卻是具有劇毒的毒藥。（順帶一提，有人說托法娜仙液由波吉亞家發明出來，這點明顯有誤。）

不管怎樣，據說托法娜仙液共有二種，依照曾經擔任過奧地利查理六世御醫的加雷利（Garelli）所言，其中一種托法娜仙液是將水魚草浸泡並蒸餾出液體，再溶入亞砷酸，接著加入菊虎；另一種托法娜仙液基本上肯定也是用好幾種植物製成，屬於完全無色透明的液體，外觀上看起來，任誰都不會聯想到是毒藥。

一七三九年出版的《著名審判集》當中便提到，托法娜仙液「如岩縫流出的清水般清透，且無味無臭，因此人們一不小心就會疏忽大意。當毒藥入侵胸部，很容易引發難以治癒的炎症。死亡時，看起來就像因肺炎而死。」

總而言之，著名的托法娜仙液應該就是亞砷酸溶液或是毒草萃取液，如果每天喝五、六滴，一開始只會感到些許不適，久而久之會漸漸喪失食欲，最後變得完全吃不下東西。接下來恐出現強烈倦怠感，進而身體衰弱，醫生也不容易找出原因，就這樣憔悴度日數月後，最終將如燭火熄滅一樣死去。（蓋蒂〔Galthié〕《法醫學的毒物學》，一八四五年。）

另外還有一種說法，傳聞托法娜有一個熱心學藝的女弟子，名叫斯卡拉（Scala），她是個名聲響亮的毒婦，帶領了一個由一百五十人組成的女毒殺犯組織。而且這個女毒殺犯組織的信條，據說是毒殺虛弱的丈夫或高齡的丈夫以擺脫燙手山芋。

托法娜與斯卡拉的祕密似乎流傳到了後世，直到十八世紀末尾，托法娜仙液依舊是世間口耳相傳的話題，義大利的化學家也都十分瞭解它的危險性。十九世紀初由司湯達著作的《羅馬散步》[1]一書中，便寫有托法娜仙液的相關記載，在此引用如下：

「有人認為托法娜仙液在四十年前仍然存在世上，那是一種無味無臭的液體。每週喝下一滴，二年後即會死亡。若在二年內生病，無論任何小病都會喪命。這樣一來便正中下毒者的下懷。托法娜仙液可以加入咖啡或巧克力中，並不會使藥效減弱。但是酒在某種程度上會使其藥效失效。」

——寫於一八二八年四月五日

說到十七世紀的藥劑師，整體看來程度都很差，不過當中還是有幾位表現亮眼。受富凱夫人庇護的瑞士人克里斯多福．格拉塞爾（Christopher Glaser）便是其中之一，他在巴黎植物園講授化學，同時還出版了備受全歐洲好評的《化學概論》（一六六八年）[2]。第一個將硝酸銀製成棒狀，取名為腐蝕銀劑進行販售的就是他本人。

可悲的是，格拉塞爾遭布蘭維利耶侯爵夫人事件連累，蒙受汙名，離開了故鄉。布蘭維利耶侯爵夫人在法庭上證實，自己向格拉塞爾買了好幾次毒藥，還請他教自己如何調配毒藥。

拉．瓦森曾經聲稱雞冠石和雄黃才是毒藥之父，但在這個時代，砒霜才確實有資格躍上毒物界的王座。這些砒霜的硫化物，主要產自德國的薩克森邦。

偷偷裝進灌腸器裡的毒藥，有時也會使用氯化汞，這曾在犯罪者間造成短暫流行，與砒霜溶液的使用程度不相上下。包含布蘭維利耶侯爵夫人以及普萊永夫人，都是利用這種方式毒殺成功。

尤其是普萊永夫人，她直到上法庭自白之前，完全掩人耳目，實在很了不起。她將襯衫染上高濃度的砒霜，使她丈夫局部身體像下疳一樣出現潰瘍，引發嚴重發炎症狀，但是醫生診察後卻只認為這是梅毒引發的腫脹。若不是她丈夫心生懷疑，醫生或許會聲稱為了治療梅毒，而讓患者服用水銀或其他藥物，恐怕會眼睜睜將他害死。

書目註記

1. Promenades dans Rome, Standard, 1829.
2. Traité de la chymie, enseignant par une briève et facile méthode toutes ses plus nécessaires preparations, Christopher Glaser, 1668.

從毒草園到近代化學

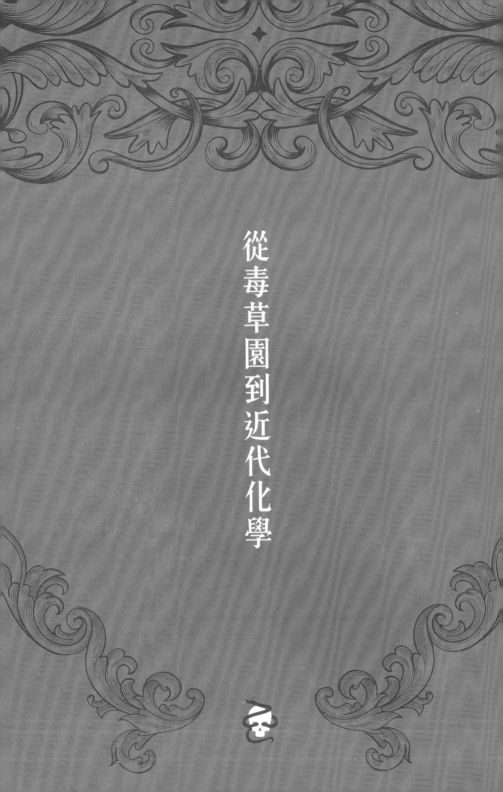

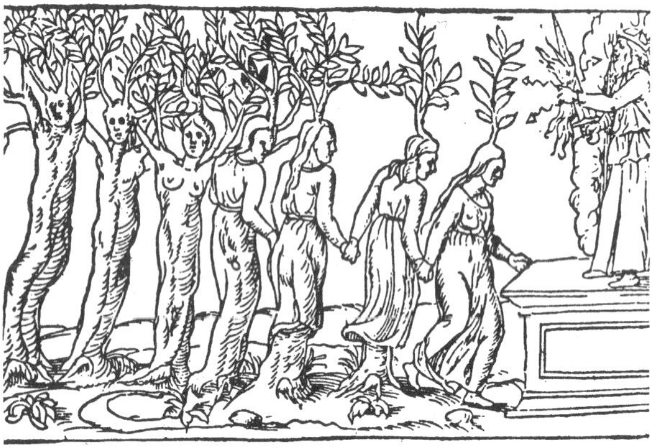

圖33　化作樹木的一群女子。科隆納（Colonna）的著作《尋愛綺夢》（Hypnerotomachia Poliphili，一四九九年）中的插畫

古代帕加馬王國最後一位帝王阿塔羅斯三世，以及朋土斯國王米特里達梯六世（西元前一六三年歿）等人，都在王宮庭院裡打造了廣大的毒草園，並召來眾多學者，日以繼夜投入毒藥的研究，想必這些故事，對於我們在犯罪的浪漫幻想上，帶來莫大的刺激。

當然站在這些帝王的角度來看，根本不會引發他們浪漫的激情，而是因為恐懼暗殺，為了自保才會傾力研究毒藥及解毒劑，因此在王宮內，肯定進行著相當殘忍野蠻的實驗，但在我們二十世紀的觀點看來，他們的所作所為卻十分幼稚，令人莞爾，只能當作天真的國王在自我安慰。

富裕的阿塔羅斯王室以安納托力亞西北部的帕加馬為首都，獎勵學問和藝術，因此成為希臘文化繁榮發展的重要據點，最後一代的阿塔羅斯三世，同樣對雕刻很感興趣，甚至因此荒廢政治。雖然他靠拿手的毒藥殺死了近親才登上王位，但是聽說他後來不堪良心譴責，於是閉門不出。最後傳說他死於中暑，這個說法也十分有趣，實在很符合他熱愛庭園和植物的說法。

事實上即便長大之後，有人還是會對植物園、動物園或是水族館有著奇妙的偏愛。不僅古代君王才會如此，筆者我也是其中一人。毒草園給人一種不吉利的印象，還會讓人聯想到死亡，充滿甜美、豪奢、妖媚又腐敗的魅力，這似乎會進一步挑逗我們的想像力。

日本從以前也有本草學這類的傳統學問，到處都有歷史悠久的著名古老毒草園留存至今，我現在想得到的，是在箱根強羅公園裡偶然發現的小型毒草園。

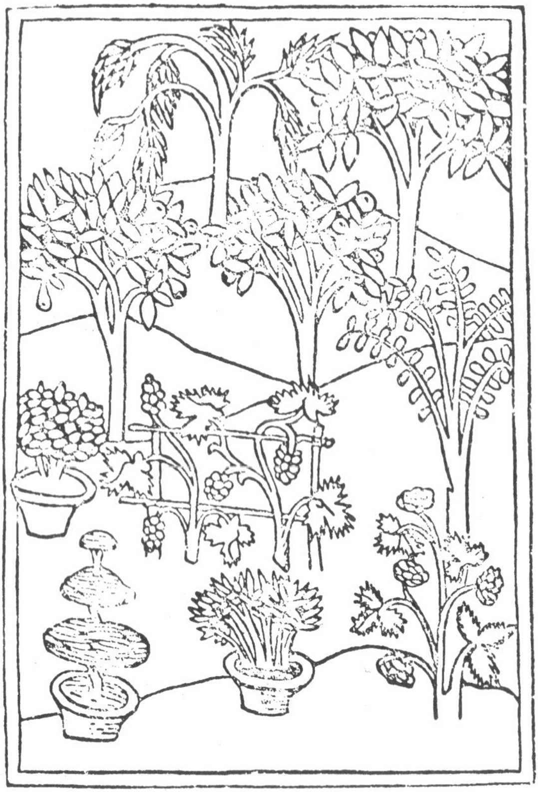

圖34　引用自梅根伯格的康拉德著作的《自然之書》[1]

那已經事隔二、三年了，我和一名女性友人從早雲山一同搭纜車下山，參觀完世界救世教的箱根美術館後，走進附近公園裡閒晃，結果瞧見一個角落圍上了柵欄，這一帶立著寫上馬桑、烏頭、商陸、莽草、毒芹及酸模等植物名稱的小型木牌。

周遭杳無人煙，恐怕是沒有登山客會對毒草園這類的感興趣吧！在夜色蒼茫下，白色花朵搖曳生姿，微風吹得樹葉簌簌作響的有毒植物，悄然孤獨餘韻流風的模樣讓人記憶猶深。

有幾本西方小說，運用了毒草園這種既頹廢又甜美的氛圍作為作品的主題。例如納撒尼爾．霍桑的《拉伯西尼醫生的女兒》[2]便是其中之一。

老植物學家拉伯西尼一直在打造豪奢華麗的毒草庭園，他讓自己的女兒從小置身於毒素的環境中長大，因此愛上她的年輕學生，經常與她在充滿禁忌的庭園裡一同散步後也全身染毒，只是稍微向昆蟲或蜘蛛吹口氣，就能將其一次殺死，變成肉身受到詛咒之人。故事的最後，是女兒遭戀人當面辱罵後，對自己的人生感到絕望，於是吞下本韋努托．切利尼（Benvenuto Cellini）製作的解毒劑而亡。

總而言之，就是「拉伯西尼有本領讓女兒天生的肉體澈底發生變化，因此對她而言毒即為她的生命，而解毒劑則代表死亡」。

與這本小說情節類似的，還有俄羅斯頹廢主義作家索洛古布著作的《毒之園》[3]。直到一身黑色服裝的詭怪老植物學家，與愛上他女兒的純情學生登場之前，故事情節皆與前者如出一轍。

他的女兒從小生長在毒草園裡，全身染上毒素。某日晚上，兩個年輕人在花園中密會，這時候女兒向對方坦承自己身體的祕密，叫對方儘早離開毒草園，但是熱戀中的青年卻不願答應。月夜美麗迷人，兩人就在群花爭豔，瀰漫著各種芬芳香氣的毒草園裡接吻了，接著就這樣很自然地沉睡過去，如同被月光的魅力與花園的毒氣媚惑而步向死亡。

薩德侯爵筆下《邪惡的喜樂》一書中，也曾出現女魔法師杜蘭（Duran）建造了奇妙有毒植物園的情節。朱麗葉（Juliet）與克萊爾威爾，就是在這裡買下綠蟾蜍的毒粉。

分次吞下少量毒藥可使人體逐漸轉變成免疫體質的想法，自羅馬歷史學家科爾奈利烏斯·奈波斯（Cornelius Nepos）曾提及的米特里達梯的故事以來，甚至在大仲馬的《基督山恩仇記》以及現代推理小說（例如多蘿西·L·塞耶斯的《強毒》[4]）都經常受到採用。

基督山伯爵曾向企圖謀殺繼女瓦倫·蒂娜（Valentina Visconti）的檢察長維萊福爾夫人（Villefort），講述過一段毒物學的知識，如下所述：

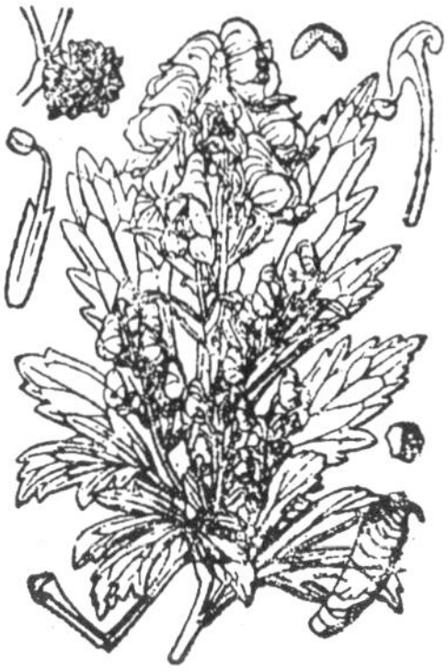

圖35　烏頭

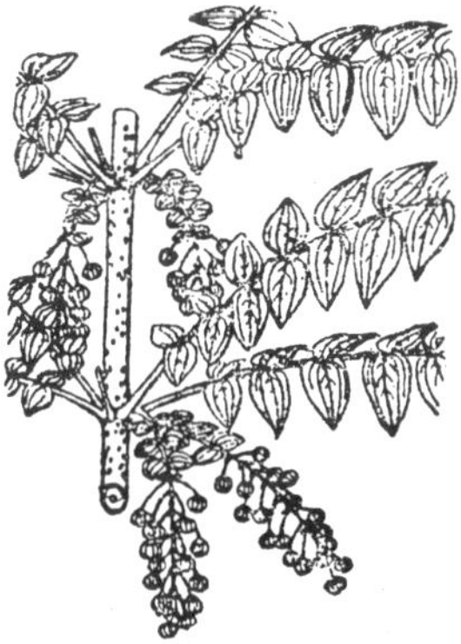

圖36　馬桑

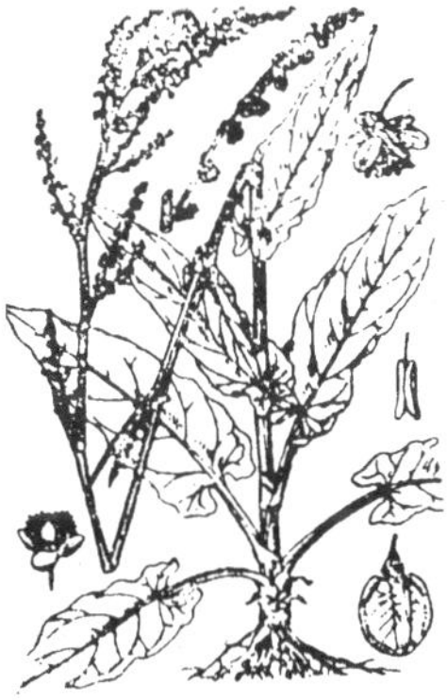

圖37　酸模

「舉例來說，假設這種毒藥為馬錢子鹼（從印度生產的植物馬錢子中採集而來的劇毒生物鹼），妳在第一天吃下一毫克，第二天服用二毫克，最後到了第十天的時候，妳將吞下十毫克。像這樣一天增加一毫克，直到第二十天總共會服下二十毫克，雖然這等分量對妳來說並無大礙，但是對於事先未經過訓練的人而言，已經算是非常危險的藥量。利用這種方式訓練一個月後，和妳一起喝下同一瓶水的人，就可能會被妳殺死。」

話說這樣的毒殺手法在犯罪學上算是相當高明，其實毒殺事件不只會發生在王公貴族身邊，自十九世紀之後，庶民之間也是屢見不鮮。過了十九世紀中葉，庶民開始很容易取得砒霜和磷，這也和工業革命以及工業發達有關係。

毒草園這種中世紀的浪漫主義早已潛藏身影，因為犯罪和近代科學緊密結合，開始明目張膽地橫行工業都市之中。

後續揭露的數據是由拉卡薩涅（Lacassagne）博士統計而成，將法國的毒殺事件數量依年度明列出來。（《法醫學概論》〔Précis De Médecine Légale〕，巴黎，一九〇六年）

一八三〇—一八三五年　一一五件
一八四〇—一八四五年　二五〇件

一八五〇－一八五五年　二九四件
一八六〇－一八六五年　一九一件
一八七〇－一八七五年　九十九件
一八八〇－一八八五年　四十九件
一八九〇－一八九五年　五十四件
一八九五－一九〇〇年　三十四件

由此可見，毒殺事件自一八四〇年到一八五五年左右達到顛峰，爾後有逐漸減少的傾向。說到一八五〇年，正好是開始使用有毒黃磷火柴的期間，這點要請大家留意一下。在無產階級之間，所謂的「火柴湯」就是最簡易的毒殺手法。

毒藥的分類，也不再適合像過去那樣，用單純的動物、植物與礦物這三種來分類。在那些中世紀藥劑師的觀念中，實在無法套用複雜的化學式以及結構式。繼十七世紀藥劑師格拉塞爾之後，諸如舍勒（Scheele）、黑爾斯（Hales）與拉瓦節（Lavoisier）等化學家，皆在藥學領域達到大幅進展，因此毒藥的分類變得極其複雜多樣。

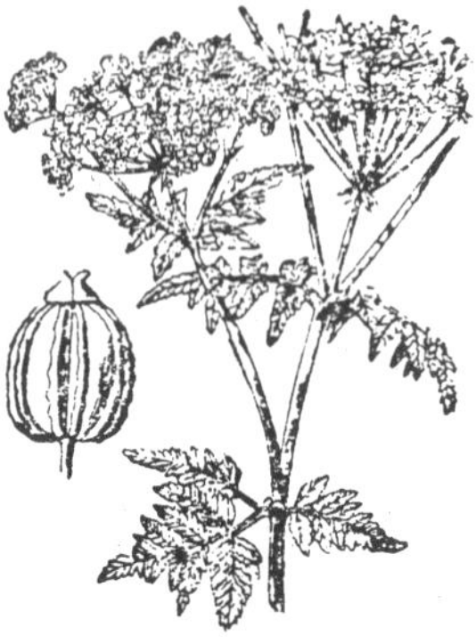

圖38　毒參

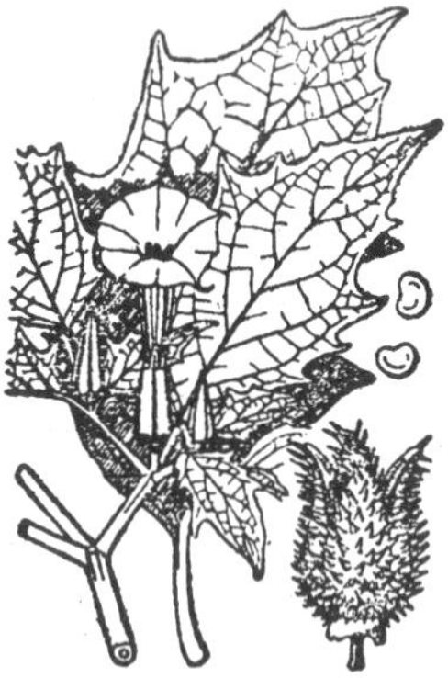

圖39　洋金花

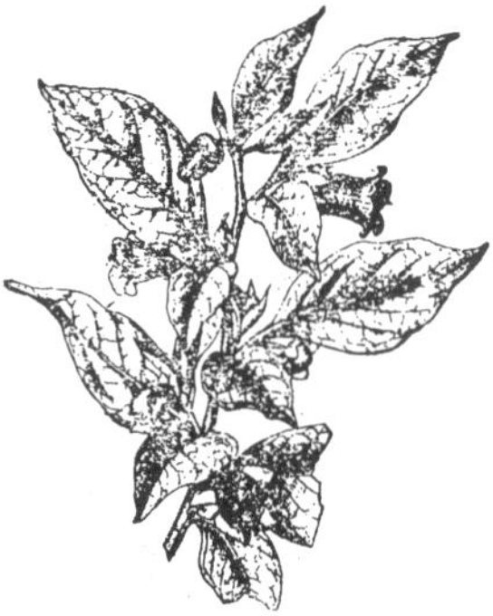

圖40　顛茄

下述內容引用自安布羅斯・塔迪厄（Ambroise Tardieu）的名著《毒殺相關法醫學暨臨床學之研究》（巴黎，一八七五年）[5]，算是十分符合新時代的毒藥分類法。

(1)刺激性、腐蝕性中毒。引發局部刺激性反應，侵犯消化器官。（酸、鹼、鹼基、氯、碘、溴、鹼性硫化物與強效瀉藥等等。）

(2)引發身體衰弱疑似霍亂症狀的中毒現象。伴隨全身性偶發症狀且生命力會急速嚴重衰退。（砒霜、磷、銅酸鹽、水銀、錫、鉍、催吐劑、硝石、草酸、毛地黃與毛地黃毒素等等。）

(3)麻痺性毒物中毒。對神經系統產生抑制作用。（鉛的調合劑、二氧化碳、一氧化碳、碳氫化合物、硫化氫、醚、氯仿、箭毒、顛茄、菸草、其他有毒茄科植物、毒參與毒菇等等。）

(4)麻醉劑中毒。出現所謂麻藥中毒的特殊反應。（鴉片及其成分與化合物等等。）

(5)痙攣性毒物中毒。基本特徵會在神經中樞引發劇烈反應，可能瞬間致死。（番木鱉鹼、馬錢子、馬錢子鹼、氰化氫、烏頭、硫酸奎寧、菊虎、樟腦與酒精等等。）

一共分成上述五個種類，當然有些毒物學家也會採用其他的分類法。

隨著近代法醫學的進步，毒藥檢驗手法也有了顯著的發展，與此同時，過去根本無法想像的複雜巧妙毒殺事件，再加上毒物的種類與日俱增之下，想必科學發展與毒殺技巧的進步是並行的。

一八三六年，英國的化學家馬胥（Marsh）發明出砒霜定量裝置。接著在三年後，堪稱近代毒物學之父的奧菲拉（Orfila），證實某種毒藥會選定某個器官發揮作用。隨後法醫學者不再滿足於檢測出腸胃及其附屬器官當中的定量毒性反應，甚至會連帶檢測心臟、大腦與肺臟等其他部位的毒性反應。

一八四〇年，費森尤斯（Fresenius）及巴博（Babo）提出一種有效檢出礦物毒藥的方法。

一八五〇年，比利時的重量級毒物學家斯塔斯（Jean Stas），在著名的波卡莫事件期間展現了生物鹼的萃取法，主要是為了從內臟中測出尼古丁。

一八六三年拉．波姆雷耶事件發生之際，包含塔迪厄與羅森（Roussin）等人，都在毒物學中導入了生理學的實驗。

一九〇六年，貝特洛（Berthelot）的名著《毒性氣體分析論》推出上市，這本書乃當今被視為毒氣及蒸氣毒物學實驗的基礎文獻。

歷經這些研究過程，毒物學的檢查方法在十九世紀期間達到了顯著進展，然而許多犯罪者在科學及法醫學的武器面前，卻還不至於棄械投降。

確實在文明國家的毒殺案件犯罪數量，自十九世紀中葉以後急速下降，但是調查這個世紀以來的毒殺案件，其統計結果還是十分不可思議。因為即便檢測方法已經趨近完美，眾多犯罪者對於某種毒藥的偏好依舊沒有改變。

自從火柴從黃磷改用無害的紅磷後，俗稱的「火柴湯」潮流雖已勢微，但是像砒霜還有番木鱉鹼這類相較容易取得的劇毒，無論檢測方法如何發達，依舊受到犯罪者的偏愛。

此外統計結果也證實，無知的女毒殺犯不如男性富有創意，多數一直不加檢討地運用上述這類毒藥，這點實在很有意思。通常具備藥物學新知識，總是深思熟慮使用尼古丁、嗎啡與毛地黃毒素這類難以檢出的毒藥，鐵定皆為男性的毒殺犯。

大家都十分了解，砒霜不僅能存在於身體健康的人體內，甚至經過數十年、數百年，依然會累積殘留在毛髮及骨頭中，而且最近已經可以利用放射線照射遺骸的頭髮及骨頭，查明很久以前死於謎團的人死因為何。

十六世紀的瑞典國王埃里克十四世的遺骸（經過防腐處置，已經變成一種木乃伊），也是利用這類方式做過檢查，一直到一九六二年，拿破崙遺骸的頭髮同樣被人拿來調查過。想必藉由這些方法，將使得過去曖昧不明的歷史重新改寫，甚至能恢復一個人的名譽。

拿破崙在聖赫勒拿島上去世後，關於他是死於毒殺或病死，世人一直是議論紛紛，到頭來完全籠罩在重重謎團下直至今日。

不過在最近一期的英國科學期刊《自然》中，由格拉斯哥大學漢彌爾頓．史密斯（Hamilton Othanel Smith）博士，與瑞典哥特堡大學安德斯．瓦森（Anders Wassen）博士兩人共同發表文章，公開表示確定在拿破崙的頭髮裡，內含超出常人十三倍的砒霜。用來調查的頭髮，是在拿破崙死後隔天便採集下來，後來經過哈威爾實驗室的放射線一照，證實了上述結論。

雖然單憑這個結果，還是很難坐實毒殺的說法，但是無論如何，拿破崙死前曾哀嚎，「我是被英國寡頭政治的爪牙虐殺，才會丟了性命」，不可否認這句話再次衍生出新的可能性。

假如更有組織且大規模地應用這個方法，將歷史上死於謎團的人物逐一開棺驗屍的話，肯定十分有趣。

只是這麼做的話，肯定有一些政府或家族會感到非常坐立難安，必然將藉由權力或財力加以阻攔，反正這個計畫終究是一場空談，不可能實現。

從之前提及拿破崙的內容中，可知他這位獨裁者這輩子一直活在毒殺的威脅下，而他自己也被人懷疑使用過毒藥。傳聞在坎波福爾米奧條約簽訂後，執政官為他舉辦晚宴，不過桌上陳列的美酒佳餚，他幾乎碰都不碰。而且還有人譴責他在敘利亞的雅法，毒殺了八十七名罹患黑死病的士兵。

拿破崙被人逼到楓丹白露，最終不得不退位時，曾試圖在一八一四年四月十二日的深夜服毒自盡。只是他用來溶於水中的毒藥，實在存放太久又潮濕，最終並沒有自殺成功。

依據一名侍從的回憶錄顯示，這位皇帝無論身處俄羅斯戰線或英國戰線，仍然隨時將毒藥裝入黑色絲綢小袋中，用繩子隨身掛在脖子上。當然這麼做是為了以防萬一，可以用來自殺。

砒霜乃毒物之王的說法已成定論，自十七世紀以來，從來都無法動搖，繼它之後，在十九世紀期間逐漸擴張勢力的則是銅酸鹽。

在當時巴爾札克的《邦斯舅舅》[6]這本小說中，我記得有一幕是將指環浸泡在病人飲用的煎藥裡，偷偷地溶入銅綠，使病人逐漸死亡。

從貝諾華（Gregory Benoist）著名的學術論文（里昂，一八八九年）中引用的下列表格可發現，使用砒霜、銅酸鹽和磷的犯罪案件，明顯高於其他毒藥。此表統計了一八三五年至一八八五年，長達半世紀的毒殺犯罪事件。

（使用毒藥）	（犯罪件數）
砒霜	八三六件
銅酸鹽	三六九件
磷	三四〇件
硫酸、硝酸、鹽酸	九十二件
菊虎	五十九件
馬錢子、番木鱉鹼	三十二件
鴉片、嗎啡	二十二件
氰化氫、氰化鉀	九件

直到一八四六年十月二十九日，法國發布規範毒藥販售的法令為止，砒霜一直很容易取得，

因此在一八三二年霍亂肆虐歐洲一帶之際，甚至有流言傳出是否為集體毒殺。大家都知道，砒霜的中毒症狀經常被人錯認成霍亂。

為何如此危險的毒藥，會放任大家於市面上買賣，這是因為自蓋倫及迪奧斯科里德斯的時代以來，砒霜一直被用來美容，屬於十分好用的除毛劑。關於這點，羅涅塔博士(Rognetta)的說法如下所述：

「這種藥粉如今在東方各地，甚至在巴黎一直被人使用。數年前就有一名拿坡里的老婦人，拜託我給她幾包砒霜。使用這種藥粉的時候，會混入唾液，攪成麵糊，敷在想要除毛的地方。靜待幾分鐘使其乾燥後，再用木刀刮除，這樣就能將毛髮除乾淨。」

——《砒霜中毒的治療法》，巴黎，一八四〇年

總而言之，就和現在的時尚婦女用來去除腋毛的除毛膏作法相同。

另外砒霜在一般的化妝水、醫藥品、園藝用及農業用藥劑、標本保存液、動物標本剝製師專用肥皂、顏料、老鼠藥及殺蟲劑、低劣食品以及蠟燭(在油脂中摻入亞砷酸)中，都會含有微量。不僅如此，過去在奧地利還會使用雄黃和亞砷酸作為麻醉劑。

由此可知，人類似乎直到最近，仍在不知不覺中習以為常地攝取毒藥。

依照勒內．法布爾教授的舉例指出，一九三一年十二月，曾有四名船員因皮下出血被送進勒哈佛爾港醫院。

當時推測他們是因為食品中毒，或是皮膚接觸到鐵材所致。

但是不久後在兩大輪船公司的機組人員之間，開始爆發這種症狀。這兩家公司除了葡萄酒之外，通常會各自從其他管道購入各種食品，於是從葡萄酒著手調查後發現，與機組人員飲用不同酒類的高級船員間，並沒有任何人中毒，而且沒有飲酒習慣的船員也無人發病。

分析之後得知，每公升的葡萄酒中竟內含三毫克至十九毫克的砒霜。做出診斷後，雖然立即用廣播公告，卻為時已晚，中毒情形很快就蔓延開來。

這些砒霜恐怕是在噴撒葡萄的藥液中，使用了內含可溶性砒霜的銅溶液，因此當葡萄發酵期間，才會混入葡萄酒當中。

這樣的例子雖然沒有造成可怕的後果，但是肯定層出不窮。

書目註記

1. Das Buch der Natur, Konrad von Megenberg , 1475.
2. Rappaccini's Daughter, Nathaniel Hawthorne, 1844.
3. The Poison Garden in The Silver Age of Russian Culture: An Anthology, Sologub, 1975
4. Strong Poison, Dorothy Leigh Sayers, 1930.
5. Étude médico-légale et clinique sur l'empoisonnement, Ambroise Tardieu, 1875.
6. Cousin Pons, Honoré de Balzac, 1847.

學界針對砒霜的論戰

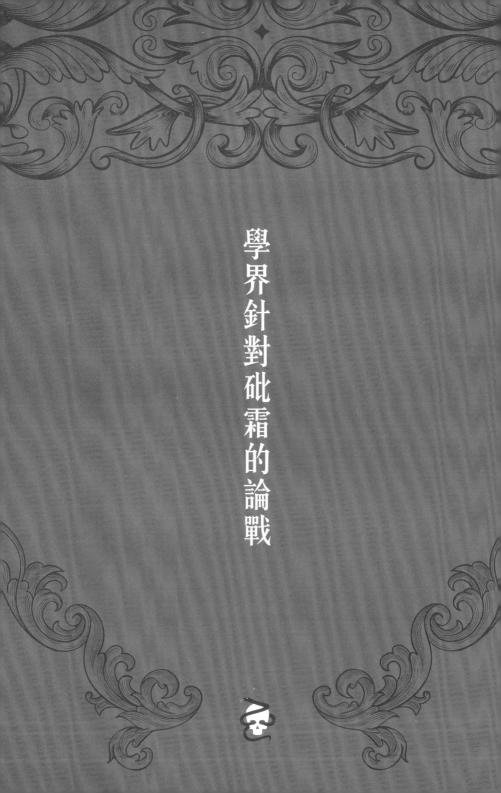

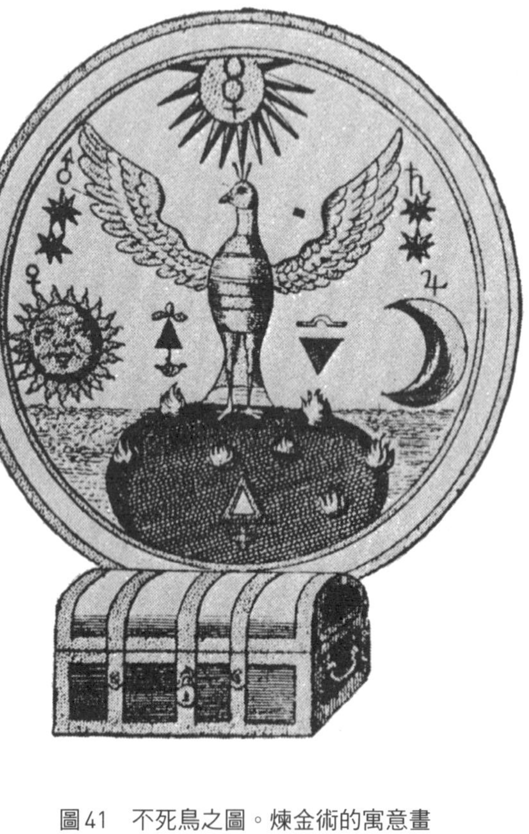

圖41　不死鳥之圖。煉金術的寓意畫

十九世紀期間，曾發生造成世間騷動的著名毒殺案件，在此舉幾個有趣的例子。

不過本書提及的案件，都是使用了砒霜下毒的案件。前文提過，直到最近總能輕易取得的砒霜，為毒殺犯（尤其是女性毒殺犯）最愛使用的毒藥。利用尼古丁、嗎啡、番木鱉鹼、毛地黃毒素與磷等毒藥的高級犯罪案例，與砒霜相較之下寥寥可數。這些奇巧的犯罪案例，我打算重新起草為大家介紹。首先是第一個案例：

(1) 納內特・舍恩萊本事件

這是一起德國女性的犯罪案。納內特從小便偷雞盜狗，一直從事著賣春的工作，後來她找到對象結過二次婚，卻將二任丈夫接連殺死，就在她打算與第三名情夫成親時，還曾假裝用剃刀割破血管自殺。後來她生活困頓成為女僕，服侍過幾個家庭，沒想到雇主對她的評價都很好。因為她照料孩子非常細心，為人親切又手腳靈活。不過她卻有個可怕的嗜好，不容易被人看穿。

例如有一位格拉塞爾夫人（Glaser），對於納內特讓她和感情冷淡的丈夫重修舊好一事，感到非常開心，結果四週之後她竟然暴斃死亡。後來納內特又在格布哈德（Gebhard）家中將孩子照顧得十分妥當，深受重用，只是周遭的人卻日漸覺得她形跡可疑，最後終於解雇了她，不過在她離開之際卻無法抗拒自己內心的衝動，將一小撮砒霜加進了鹽罐當中，沒想到這次投毒卻被人當場撞見。

她在一八〇九年遭逮捕並處刑，據說她在死前表示：「我被判死刑對人類是件好事，因為想要下毒殺人的衝動，我完全壓抑不了。」

⑵奥拉蒙德伯爵夫事件

這也是一起德國女性的案件，主角原名為瑪格麗特．戈特弗里德（Margarethe Gottfried）。她和十七世紀的布蘭維利耶侯爵夫人一樣，一開始都會去慈善醫院探望病人，再向病人投毒享受殺人之趣，這也是毒殺慣犯的慣用技倆。

她和病死的第一任丈夫，生下了三名子女，但她卻將三名子女全都毒死，再與奧拉蒙德伯爵結婚，順利當上了貴族夫人，不過伯爵最後也慘遭她的毒手。後來伯爵的父母兄弟陸續被殺，直到她在一八二八年被捕為止，加上她的三名情夫、租客、債權人等，共十五人接連遭她毒殺。

只是檢測砒霜的定量裝置在這個時代尚未發明出來，而且法醫學者對於中毒死亡一事也總是意見分歧，因此只要無法掌握決定性的證據，即便警察有權，也很難強硬告發看起來風評頗佳的女僕或是相貌堂堂的伯爵夫人。

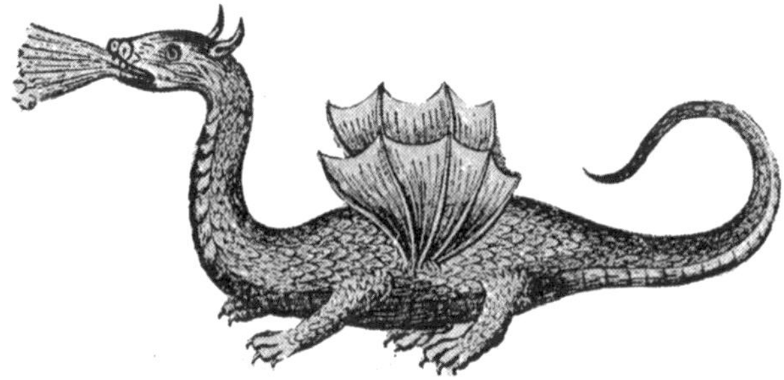

圖 43　龍的插圖。煉金術的寓意畫

(3)梅西耶（Mercier）事件

這起法國案件與接下來要介紹的拉法基事件，在毒物學家之間引發了學術觀點上的矛盾和爭執，在歷史上是赫赫有名的事件。

整起事件本身很單純，路易・梅西耶（Louis Mercier）第二次結婚時，娶了一個名叫瑪麗・尚貝蘭（Marie Chambellan）的女子，不過他和前妻之間生下了智商有問題的兒子尼古拉（Nicola），而且尼古拉還嚴重酗酒，導致新妻子十分厭惡這個醜陋又不正經的兒子，好幾次威脅丈夫說：「如果你打算讓他一直留在家裡，我就要離家出走。」因此梅西耶終於下定決心，買了一盎司的砒霜，打算讓尼古拉在三天後服下。一八三八年十二月二十二日，尼古拉的胃像火在燒一樣劇痛，最終才得已解脫可憐地命喪黃泉。

稍微思考一下，就知道這是一起夫婦共謀犯下的罪行。他們不但沒有請醫生前來救治，更沒有進行解剖便急忙下葬。儘管如此，左鄰右舍還是流言四起，後來梅西耶遭逮捕，被關進警局長達十個月，最後在迪戎法院接受了審判。

此時鼎鼎大名號稱近代毒物學之父的奧菲拉（Orfila），以檢方證人的身分提出重大宣言。依據奧菲拉的說法，包含尼古拉墓地的土壤及屍體都含有砒霜。但是以物理學的角度來看，土壤的砒霜並不會滲透進屍體當中，於是他將屍體像肉湯一樣煮沸後，成功萃取出少量砒霜，這才讓他推論出尼古拉是死前被灌了毒藥。

只不過，之前就已經將屍體挖掘出來鑑定的法醫學者卻認為，屍體並沒有特別的異常現象，只是脾臟稍微肥大而已，關於這點，考量到尼古拉曾經酗酒，所以還算合理。而且包含以辯方證人身分出庭的化學家拉斯帕伊（Raspail），他的意見也和奧菲拉完全相反，使得同席的法官及檢察官完全不知所措。拉斯帕伊所陳述的主要內容，大致如下所述：

「砒霜在大自然中處處可見，比方說法官的椅子裡就能發現，甚至這張桌子上的綠色紙張，也塗上了砷酸銅的混合物。就像砂中會混入石灰和蛋白質一樣，土壤之中也會混入砒霜，屬於組成土壤的要素之一，十分合情合理。假設從堆肥、塵土、有色紙張以及顏料中都會出現砒霜的話，誰都不敢保證，一般在雨水滲透下於墓穴土壤中分解腐敗的屍體裡，不會混入砒霜。」

究竟在墓地土壤中含有多少砒霜？有可能滲入屍體內嗎？關於這些問題，在日後的審判中多次被人提出來討論，讓十九世紀的化學家傷透腦筋。時至今日，學者的意見仍一分為二，並沒有提出肯定的答案。

無論如何，直到事實證明砒霜廣泛分布於大自然，而且這種毒也存在於正常的人體中，在此事件之後，仍需要A．戈蒂埃（A. Gautier）與G．貝特朗（G. Bertrand）這類的學者進行許許多多的實驗及研究。

在梅西耶事件中，法庭最終認同毒物學權威奧菲拉的意見，並沒有採信辯方所提出，死後砒霜可能滲入屍體中的主張，最後梅西耶被處以無期徒刑，另一方面，梅西耶的妻子則被判無罪。

(4) 拉法基夫人事件

這起事件，在十九世紀法國犯罪史上名垂不朽，數度被人口耳相傳，做出不可勝計的解釋。時至逾百年後的現在，依然有好事之徒煞費苦心試圖重新解釋，將被判終身監禁的拉法基夫人捧為聖女。

福樓拜在《情感教育》（L'Education sentimentale, histoire d'un jeune homme）一書的開頭寫到一幕，主角弗雷德里克．莫羅回到鄉下的母親家時，巧遇了一群客人，其中一人突然向他問起：「對於拉法基夫人，你的看法如何？」當場讓他嚇了一跳，可見這起事件在當時成為人們茶餘飯後的話題。

就和梅西耶事件一樣，許多學者的意見也是一分為二，對於下毒的藥物、真正的死因以及內臟的分析，屢次引發激烈的爭論。

現在就來為大家介紹一下，被視為毒殺事件的大概經過。

拉法基夫人原本叫作瑪麗．卡佩勒（Marie Cappel），一八一六年出生，父親是近衛隊上校，母親經常於社交界中遊走，她在巴黎接受了高等教育，貌美如花，自由自在地長大成人。原本她家並沒有那麼富裕，後來在二十四歲嫁給大她四歲的查爾斯．普什．拉法基（Charles Pouch Lafarge）時，她隨身帶去的嫁妝少之又少。

拉法基家族在南法科利茲省的格蘭迪耶鎮上經營鐵工廠，身家雄厚，第一次婚姻的前妻已經去世了，也就是說，瑪麗是他的繼室。

然而他們的婚姻生活一開始就蒙上了不祥的陰影，完全就像左拉（Zola）的小說一樣。在巴黎出生長大教養得當的妻子，與生活在鄉下的粗俗工廠老闆一家人，性情實在過於天差地別。據說搭著火車來到鄉間的年輕妻子，與丈夫開始生活在一個屋簷下後，竟然長達九天都拒絕與丈夫發生肉體關係。

直到瑪麗習慣鄉村生活之前，長期隱忍著種種煩悶情緒。年輕妻子還曾寫下要求離婚的書信，離家出走過。在這封信中，甚至寫著語帶威脅的內容，她坦言自己無論如何都無法愛上丈夫，自己另有所屬，假如丈夫不願離婚便服毒自盡等等。

儘管如此，最終她還是放棄了，更說服自己在拉法基家中安定下來，與善良的丈夫共同生活在一起。丈夫打從心裡愛著新妻子，對她的美貌及教養感到十分滿意。不過拉法基這個男人，並

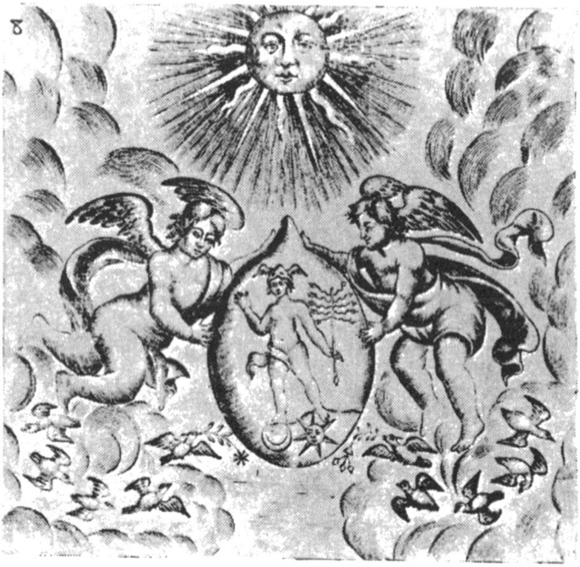

圖43　何蒙庫魯茲（Homunculus，人造小人）的誕生。煉金術的寓意圖

非毫無教養的粗人，他擁有充足的化學知識，還在此時發明出一些新的工業機械設備。而且他為了取得這些發明的相關專利，在一八三九年十一月二十日出發前往巴黎，而這起事件就是發生在這次旅行的途中。

有一天，拉法基位於巴黎的宿舍收到了從鄉下家中寄來的一件小包裹。他打開一看，發現裡頭是手工製作的泡芙，還有妻子的照片及信件。在法國鄉間，家家戶戶都會自製泡芙。拉法基非常開心，大口品嚐著妻子送來的禮物，後來突然感到噁心想吐，開始覺得身體不舒服。

依據後來的調查結果發現，這些泡芙並不是妻子瑪麗做的，而是拉法基的母親以及其他女性手製，瑪麗自己根本沒有踏進廚房一步。但在事發前幾天，卻是瑪麗上藥房買來砒霜，當時是為了用來驅鼠。這樣究竟是誰將砒霜摻入泡芙當中的呢？

況且拉法基從小就有癲癇的老毛病，經常發作。而且此番前往巴黎，他引頸期盼的專利權申請手續並不順利，每天東奔西走，讓他非常疲累。不過也有可能只是單純的消化系統出了問題。

總之後來拉法基的不適症狀暫時獲得控制，直到他回到格蘭迪耶之前，身體狀態還算安穩，最後回到家裡才嚥下最後一口氣。他在妻子和母親的照護下，於一八四〇年一月十四日斷了氣。如此一來，便無法推斷毒藥是否被混進了泡芙。也就是說，他也可能是回到家中，才被人下毒。

有人證實，瑪麗在生病的丈夫回到家後，奮不顧身地照顧丈夫。另外也有人作證，她就像視線無法離開獵物的貓一樣，冷靜地看著丈夫步向死亡。

拉法基就這樣去世後，第一個列為毒殺嫌疑犯而引發騷動的人，就是死者的母親。這件事立刻引發當局的注意，於是掘開墳墓挖出屍體，進行內臟分析。我們無法得知，這項調查是在如何嚴密的監督下進行，總之經分析後發現，屍體內臟裡存在黃色的亞砷酸沉澱物，因此在一八四〇年一月二十五日，嫌疑人拉法基夫人便在一言不發下被人逮捕。

話說就在同一時間，發生了一件意想不到的事。拉法基夫人自少女時代的閨蜜瑪麗．德．李奧托（Marie de Léautaud），向當局控訴一年前自家的鑽石被拉法基夫人偷走。先不論事情真偽，這件事讓拉法基夫人在當局眼中，造成了極差的負面觀感。

於是，終於在九月九日於提爾的重罪法庭開庭審理毒殺事件，因此她不得不以被告身分出庭。

然而法庭再次成為了毒物學家爭相辯論的戰場。起初被召來鑑定的醫生，全體一致證實屍體中並沒有發現砒霜。檢方無奈之下，再次懇請方才提到的大學者奧菲拉出場。他們相信這位法醫學界的重量級人物，肯定能抽絲剝繭找出極微量的砒霜。

事實上當時奧菲拉的聲名遠播且德高望重，他本人也十分自信一定能夠找出嫌疑犯無從抵賴的證據。他這付唯我獨尊的模樣，引起反對派學者一陣反感。

奧菲拉所陳述的要點，大致如下所述。拉法基的屍體確實存在砒霜，這些砒霜並非來自於解剖時使用的試劑，也不是源自棺木周圍的土壤，而且在正常狀態的人體內，更不會發現這等含量的砒霜。

奧菲拉的態度極其妄自尊大，一開始他內心潛藏的意圖便十分明顯，似乎無論如何都要證明毒藥的存在。他態度高傲，一付鄉下法庭鑑定師根本什麼都不懂的模樣。沒想到他提取出來的砒霜量，卻僅僅不過半毫克！

在奧菲拉的有利證據下，檢方一再地強硬主張，拉法基接連幾日被妻子用砒霜下毒，最終才會衰弱而死。於是法庭也偏袒他的意見，將拉法基夫人判處終身監禁。

事件就這樣告一段落，但是在這裡我要附註一些驚人的後記。先前被告的律師曾向法官申請，召喚奧菲拉的論敵化學家拉斯帕伊出庭，請他重新鑑定屍體，沒想到拉斯帕伊遲到，所以法官在他抵達前便做出判決。因此拉斯帕伊十分氣憤，日後自行將調查結果彙整成小冊子，採取訴諸公論的手段。

小冊子內提到，拉法基夫人「受到可悲的司法誤判，在錯誤的化學調查方式下成為犧牲者」，認為她蒙受了冤罪。

拉斯帕伊的主張大致如下所述：毒殺的指控不過是拉法基家族的陰謀。拉法基其實並非死於砒霜，而是被請來出診的萊斯皮納斯（Lespinasse）博士誤給患者服用了氧化鐵。博士誤診，將九盎司的氧化鐵讓拉法基服下，而這等劑量甚至足以同時殺死九名胃病的患者。

而且鑑定時採用的法醫學處置方法，根本毫無根據。比方說，完全提不出屍體解剖（在死後第八個月進行）的報告書，因此沒有任何證據得以證明，挖掘出來的屍體就是拉法基的屍體。

就像這樣，拉斯帕伊提出了各項反證，最後還強烈批評法庭無法提出化學方面的確實證據，只會屈服於奧菲拉的權威底下。他主張法庭的作法受毒物學最高權威之名所影響，完全無視其他反證，實在引人非議。

事情演變至今，讓人深感人類的判斷實在模棱兩可，不得不對所有的審判抱持懷疑的態度。假使拉斯帕伊的論點正確，拉法基夫人無罪的話又該如何？

拉法基夫人在接受審判的六年後，吐露了自己殷切的心聲，她從蒙彼利埃的監獄，寫了一封長篇大論的信件寄給奧菲拉，傾訴審判的不合理之處。信件內容條理分明、坦坦蕩蕩，令人對她的才智欽佩不已。但是奧菲拉看到這封信後，卻頑固地保持沉默。於是要求再次審理的信件，就這樣石沉大海了。

(5)拉科斯特（Lacoste）夫人事件

這起案件發生在臨近西班牙境內的法國南部傑爾省，與先前的拉法基事件有雷同之處，同樣牽扯到遺產繼承這方面的金錢問題，顯見女性的犯罪動機看似更加現實。

六十六歲的亨利・拉科斯特（Henri Lacoste），是歐休附近村落的地主，於一九四一年五月，與之前一直為之提供教育費的侄女尤金・維爾格（Euphémie Vergér）步入禮堂，夫妻年紀相差了四十三歲，也就是說，新娘結婚時年僅二十三歲。

但是他們婚後許久仍無法生育，好色老人於是拋下妻子，向女僕下手並誕下了私生子。不僅如此，老人還答應女僕死後會分財產給她，因此獨守空閨的拉科斯特夫人備感不安，將這件事告訴一個名叫梅洛的男子，與他商討對策。而梅洛是村裡的小學老師，過去學過藥學。

這名男子建議夫人下毒，或是由他自己在老人的酒中投毒，不管最後決定如何，某天晚上老人從村中祭典酒醉返家後，從此臥床不起，沒過多久便去世了，而這天是一八四三年的五月二十四日。

一開始並沒有任何人起疑，因為光明正大的妻子繼承丈夫遺產完全合情合理。只不過，一直渴望愛情的妻子，隨著丈夫死後，開始耽溺酒色行為放蕩，愛八卦的村民眼見這種情形，再也沉不住氣，紛紛在背後造謠拉科斯特夫人會那樣沉迷男色，應該是為了忘記可怕的罪行。這些謠言甚至傳到了拉科斯特夫人的耳裡，不過她並沒有悶不吭聲，而是立即寫信給一審法院的檢察官，請求調查丈夫的屍體。

當時法醫學已經在運用馬爾的裝置，所以鑑定過程並不花時間。沒想到鑑定結果有違她的期待，證實丈夫的肝臟內含有大量砒霜（超過五毫克以上）。

相較於拉法基事件當時的半毫克，這等分量相差懸殊。而且棺木周圍的土壤中，完全找不到砒霜！

一八四四年七月，在奧什的重罪法庭開庭時，過去這六個月期間一直逃過司法審判的拉科斯特夫人，終於出來自首了。

參考拉法基夫人事件的辯論結果，自然會直覺整件事將在被告有罪之後宣告落幕。沒想到負責這起案件的律師精通毒藥學的知識，是個非常善辯的男人，他將辯論焦點放在極其微妙的問題上，主張正常狀態下人體都會內含砒霜，他更提出一個事證，就是拉科斯特生前為了治療汗皰疹及疝氣，曾經服用過內含砒霜的藥物，進而推翻了檢方證人的論點，最後讓被告成功獲判無罪。

「科學上的假設，我們能夠盡信嗎？明日的科學將翻轉昨日的科學。排斥讓醫生看診的拉科斯特，從幾年前便開始自行調配藥物自我治療。難道他不會在偶然之下自己毒殺了自己嗎？被告讓丈夫吃下砒霜的證據少之又少，再說難道不應該認定這種毒，早就存在拉科斯特的體內嗎？」

如果拉法基事件當時的律師，也像此時的律師一樣精通毒藥學的知識，說不定她也會被判無罪。拉法基一直患有癲癇的老毛病，事實證明醫生曾建議他服用煤焦油進行治療，假如律師極力強調這點事實，說不定他的死，也會被認定為偶然的醫療疏失。

審判毒殺案件時，絕對需要精通法醫學及毒藥學的律師。藉由這二起審判，顯見科學上的或然率將決定一切。

五花八門的毒殺事件

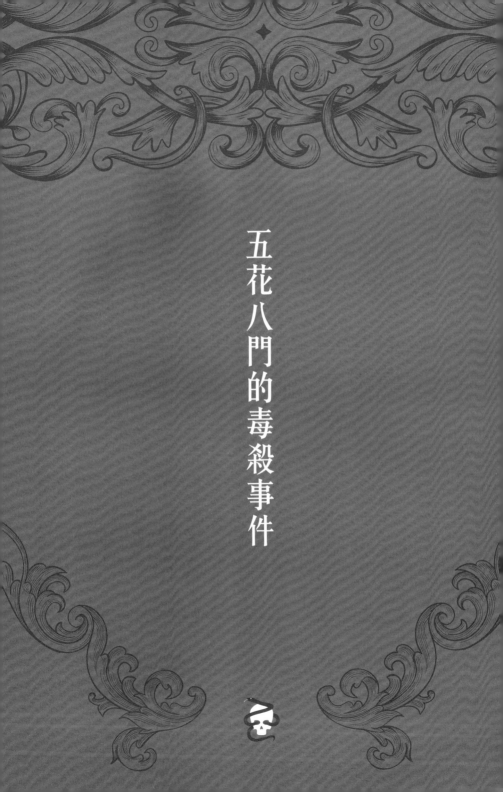

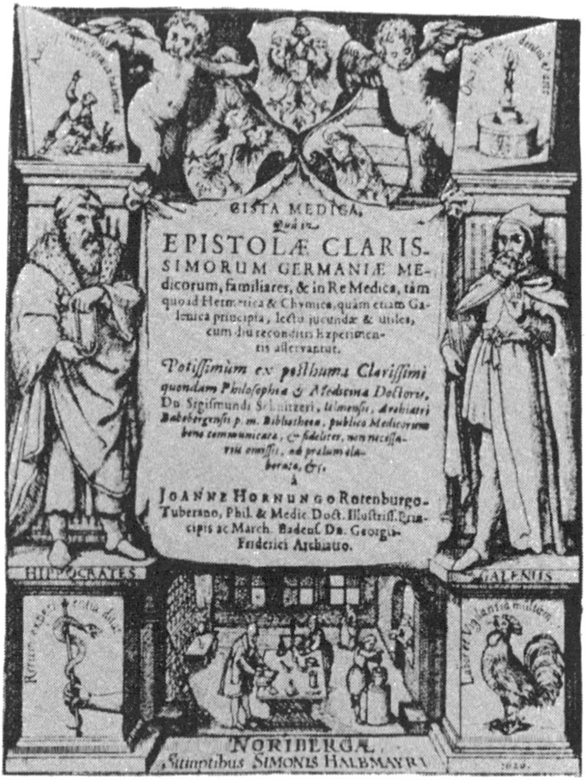

圖44　畫有蓋倫及希波克拉底肖象的藥學書。十七世紀

延續上一章的主題，接下來再舉幾個十九世紀用砒霜下毒的著名毒殺事件。

(6) 埃琳娜・傑加德（Elene Jyegard）事件

這名出身布列塔尼地區的女人，使用了當地販售隨手可得的砒霜，於一八三三年至一八五一年間，總共毒殺了三十四個人，創下驚人紀錄。這種行為堪稱精神病患，算得上是一種戀屍癖。

死神同她攜手現身各個城鎮，她以女僕身分入住的人家，全家遭她殺害的慘案並不罕見。她表面上看起來機靈又可靠，因此教會傳教士還有雇主，大家才會十分信任她。

沒想到她下毒的配方十分巧妙，澈底誆騙過知識淺薄的醫生，庸醫也誤診為急性咽喉炎，甚至讓瀕死的中毒者喝下醋栗果糖漿，做出膚淺幼稚的治療行為。不知道她看在眼裡，會如何地暗自竊笑？

最後是因為兩名醫生的供詞，埃琳娜才會遭到逮捕，然而當時她大部分的犯行，早已超過法律時效。儘管如此，埃琳娜在一八四三年後，還是犯下了十一起竊盜案、三起毒殺案，還有三起毒殺未遂，不過她一概頑強否認犯行。只是在三名犧牲者的內臟裡，都驗出了相當大量的砒霜。

埃琳娜被逼到絕境無從辯駁後，時而冷靜地提出矛盾說法，時而保持沉默不言。因此她的律師最終也束手無策，只好使出最後手段，辯稱她是毫無道德觀念的殺人狂，總之就是將她當成了精神病患。

她的的確確是一名不幸的精神患者，若是在現今的法庭上，最終恐怕會依照律師主張，將她收容在適合的機構當中，但在一八五一年當時的情形卻完全不同，她竟被送上了斷頭臺慘遭斬首，不過她直到最後，依舊大聲疾呼自己無罪。

(7) 範德琳登事件

一八八七年在荷蘭海牙接受審判的範德琳登，這名女性罪犯也和前者一模一樣，犯罪動機曖昧不明。

身為臨時護士的她長相醜陋，不過工作十分勤奮，沒想到她竟然毒殺了自己的父母及三名子女，甚至企圖給百餘人下砒霜之毒。她會這麼做，全是為了謀取某個互助會提供的些許保險金，整件事讓人十分震驚。然而她真正的動機，應該是來自她內在深層蠢蠢欲動的陰暗衝動。

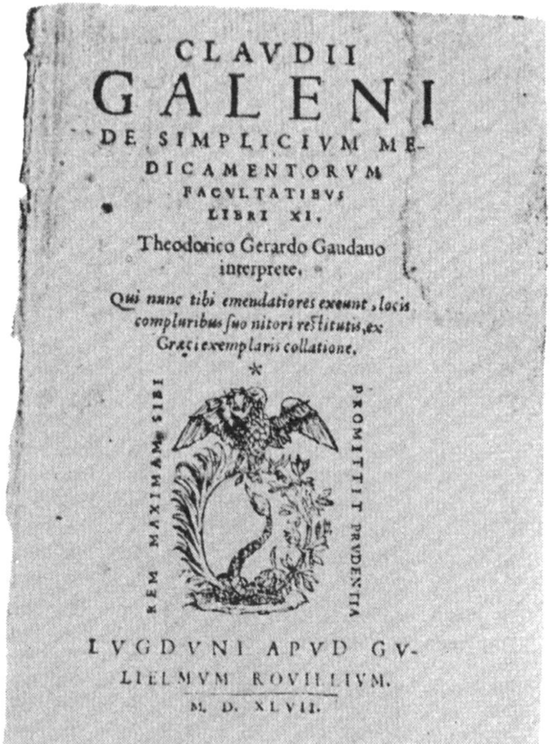
CLAVDII
GALENI
DE SIMPLICIVM ME-
DICAMENTORVM
FACVLTATIBVS
LIBRI XI.
Theodorico Gerardo Gaudano
interprete.
Qui nunc tibi emendatiores exeunt, locis compluribus suo nitori restitutis, ex Græci exemplaris collatione.
*
REM MAXIMAM SIBI PROMITTIT PRVDENTIA
LVGDVNI APVD GV-
LIELMVM ROVILLIVM.
M. D. XLVII.

圖45　蓋倫的著作。十六世紀

(8) 藥劑師丹瓦爾事件

前文所述的事件，犯人幾乎全為女性，但是接下來要為大家介紹的毒殺案，主要都是男性在十九世紀間所犯下的著名案件。首先在一開始為大家列舉的，就是在預審期間引發激烈爭論的丹瓦爾事件。

丹瓦爾是莫伯日街上的一名藥劑師，一八七七年，他多次讓年輕妻子吃下微量砒霜，隨後被人匿名告發，後來因毒殺嫌疑遭到逮捕。事實上當時有一名主治醫生認為他的妻子是死於傷寒，另一名醫生則主張死於腦膜炎，總之死者出現的症狀難以判定死因，儘管如此，死者最後是在嘔吐和盜汗下，逐漸衰弱而亡，因此法庭才會認定毒殺的嫌疑甚大。

當時鼎鼎大名的毒藥學權威布伊斯（Bouis）反駁內臟鑑定的結果，因為神經性腸炎等症狀，與砒霜中毒的症狀十分相似，所以他認為先前提出的症狀，並不足判定死者慘遭毒殺。

再加上警方總是無法在被告的藥局裡驗出分量異常的砒霜，因此預審便歷時四個月之久，過程十分周密。包含病人房裡的窗簾、絨氈、寢具、衣著與喝過的葡萄酒，甚至她呼吸過的塵埃，處處皆成為分析的對象。這在當時，可說是相當用心周密的搜查行動。

就這樣依據發現到的極微量毒藥，丹瓦爾終於在一八七八年五月被判無期徒刑。但是他卻始終堅稱自己無罪，所以在二十四年後，他雖然蒙受恩典獲得減刑，仍持續要求重新審理。只不過法國的最高法院，卻以缺乏新事證為由，駁回了他的申請。儘管如此，他在一九二三年（判決後的第四十五年）終於被取消有罪的判決，只是沒過多久他便去世了。

⑼製錶師佩爾事件

丹瓦爾事件的審判存在不少疑問，讓人覺得這項判決似乎尚有酌量減刑的餘地，不過接下來要為大家介紹的製錶師佩爾事件，顯然暴露出肉體與金錢上的欲望，算是可怕的殺人魔犯行，幾乎毫無辯解的餘地。

站在法庭上的佩爾，看起來瘦如骸骨，頭髮稀疏，鬍鬚蓬亂，據說連法官對他的模樣也感到非常驚恐。而且他患有嚴重妄想症，自認是毒藥學的權威，在法庭上滔滔不絕地為自己辯護。

法醫學教授布魯爾代爾負責鑑定遭佩爾殺害的死者遺體，其實在他站上法庭與佩爾見面之前，他對佩爾並不陌生，也就是說，他們彼此相識。因為過去教授在大學講授毒藥學的時候，佩爾不時出現在教室裡，上課非常認真。

「佩爾在法庭上，對於起訴狀和我的鑑定書有許多不滿之處」，教授本人表示，「他提出各種對自己有利的論據，逐一反駁我的意見，不過這些論據全都是過去我自己在課堂上教給他的」。

站在法官席的平臺前，以前就熟識的法醫學教授和他的學生（其實是犯人！），搬出淵博知識展開虛虛實實的毒藥學爭論，旁人看來肯定十分有意思，不知道結局會是如何？

佩爾的作法，也許真的堪稱是堂堂正正地一決勝負。只是他的行為及陳述態度，卻無法引起任何一位陪審員的同情。原因在於他有前科，曾經被關入聖安娜監獄，他這個人看起來瘋瘋癲癲又愛面子，三不五時換工作。他做過製錶師、劇場管理者、教師、風琴手及密醫等工作，經歷十分豐富，顯見他是十足的知識分子。先前他曾經害死母親和兩名情婦，而且她們的死因都相當曖昧不明。

後來佩爾重新返回製錶師的崗位，還結了婚，只是婚後才不過二個月，妻子便罹患腸胃炎去世了。這場腸胃炎實在離奇，隨後他又立刻迎娶了新妻子，對她的嫁妝動歪腦筋，並且大量買進當時巴黎警察機關為彌補預算不足而賣出的毒藥。

聽說他在蒙特勒伊的另一處住所，存放了堆積如山的毒藥。恐怕佩爾曾在大驚失色的妻子及母親面前，晃動著燒瓶及量杯進行毒藥實驗，享受著惡魔般的歡愉。

這名可怕製錶師手中最後的犧牲者，其實並非他第二任的妻子，而是對他衷心愛慕的情婦。她身中劇毒十天後便去世了，不過在這段期間並沒有任何一位醫生為她看診。而他的妻子及岳母可能是因為他將情婦帶到家中，或是害怕他的毒藥實驗，所以早早便離開蒙特勒伊的家，搬到別的地方居住。

當初會東窗事發，歸究於他處理屍體的手法過於笨拙。附近鄰居受不了被棄置的屍體腐爛發臭，再加上骨頭焚燒過後發出的焦臭味，才會起了疑心引發騷動。再加上整個七月，他家廚房的老舊火爐不斷熊熊燃燒發出巨響，甚至在家門外都聽得見！

於是他就這樣被逮捕了，並如前文所言被送上法庭定罪，不過明眼人都看得出來他是一個發瘋的精神病患，因此逃過死罪，被判終身監禁。

⑽普拉斯蘭公爵自殺

最後要觸及的是用砒霜自殺的離奇案件。

在人們尚未普遍使用安眠藥（巴比妥酸鹽類）及麻醉劑之前，若非政治方面的動機，鮮少有人會服毒自殺。統計數據證實一點，在政治動亂時期服毒自殺者層出不窮。例如大家都知道，法國大革命的時候、俄羅斯帝國瓦解期，還有近代的德國第三帝國毀滅之際，分別出現了許多因政治因素而自殺的案例。而在十九世紀這個相對穩定的時期，自殺的人數就會變得比較少。

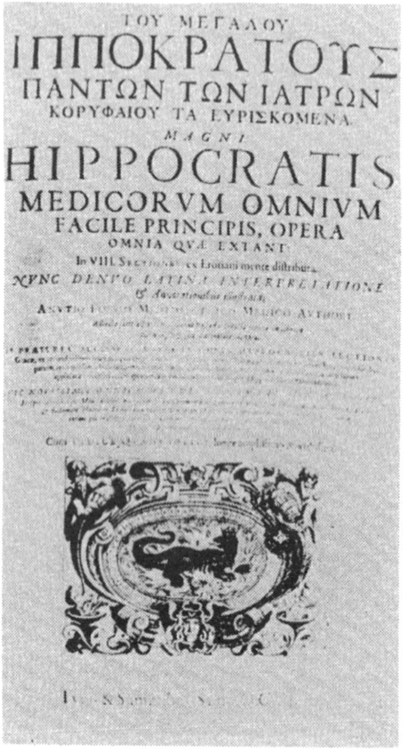
ΤΟΥ ΜΕΓΑΛΟΥ
ΙΠΠΟΚΡΑΤΟΥΣ
ΠΑΝΤΩΝ ΤΩΝ ΙΑΤΡΩΝ
ΚΟΡΥΦΑΙΟΥ ΤΑ ΕΥΡΙΣΚΟΜΕΝΑ.
MAGNI
HIPPOCRATIS
MEDICORVM OMNIVM
FACILE PRINCIPIS, OPERA
OMNIA QVÆ EXTANT
In VIII. Sectiones ex Erotiani mente distributa.
NVNC DENVO LATINA INTERPRETATIONE

圖46　希波克拉底的著作。十六世紀

但是另一方面，文學家與小說家能夠對犯罪和自殺展現姿意的幻想，也是多虧身處於這樣穩定的年代，譬如福樓拜的《包法利夫人》，他便在書中描寫出任何一位臨床醫生的報告皆無從解釋的周密毒殺案件。愛瑪．包法利的自殺事件，看來是始自劇烈的咽喉乾渴，進而演變成臨終的痛苦掙扎。清算她庸俗沉悶人生的，也是砒霜。

此時，正確來說是一八四七年八月，法國大貴族奧爾良黨政府的重要人物，喬伊瑟爾．普拉斯蘭公爵（Choiseul Praslin）的夫人，遭人以短刀刺中多刀斃命。當然犯人即是她的丈夫，也就是喬伊瑟爾．普拉斯蘭公爵，於是警察立即前來逮捕他。沒想到公爵瞞過監視，拿起事先備妥的毒藥小瓶，吞下了大量砒霜，後來他便在瀕死狀態下被送進盧森堡監獄，六天後於該地死亡。

這起事件是身為犯人的公爵服毒自殺了，因此至今整件事仍充滿謎團，衍生出各種臆測。接著就來為大家介紹其中一種說法。這是由現代作家馬塞爾．茹安多（Marcel Jouhandeau）所提出的論點，他認為公爵夫人對親生兒子產生有違常理的情愫，因此丈夫普拉斯蘭公爵不忍卒睹才會將她殺死。

針對砒霜的故事到此為止，接著要將主題轉往尼古丁。例如著名的波卡莫（Bocarmé）事件，就是在毒藥犯罪史上極為罕見，屬於衝動之舉的殘暴犯行。

基本上，毒藥的犯罪案例大多數皆由女性主導。像是小阿格里皮娜、洛庫斯塔、布蘭維利耶侯爵夫人這些讓人印象深刻的名字，在在證實這項普遍的論點，只是凡事總有例外，不僅如此，依據最近的精神分析結果顯示，天生具有毒殺犯性格的人竟以男性居多。他們遇事沉著果斷，冷酷無情，一旦下定決心便絕對不會優柔寡斷，時而出現可怕的虐待狂傾向。

女性毒殺犯時常膽怯並感到迷惘，會屈指計日，計較使人痛苦的成效，反觀先天稟賦的男性毒殺犯卻是意志堅定，同時行動迅速又敏捷，單憑這點就能看出極大差異。有時候男性毒殺犯還會對被害者的屍體施以暴行，將屍體肢解，做出性變態的行為。

波卡莫事件可說是這種男性毒殺犯常見的典型案例，雖說如此，卻也並非異常的性變態犯罪。

依波利特．德．波卡莫是極端的無神論者，熱愛旅行，興趣是蒐集奇珍異物，個性十分古怪。年輕時曾在爪哇、馬來群島生活，回到法國後，在一八四三年六月與一個名叫莉迪．福尼(Lydie Fougnies)的女性步入禮堂。她不但帶了嫁妝，還可能繼承遺產，這對日漸衰微的波卡莫家族可是難能可貴之事。

兩人結婚後，夫婦住進比利時蒙斯附近，比特魯蒙村莊歷史悠久的城堡裡，開啟他們極其豪奢的生活。夫妻感情看似和睦，完全不在意借貸度日，天天吃喝玩樂。他們能夠如此過日子，全因妻子有一個體弱多病又單身的哥哥，所以他們心想終有一日哥哥去世後，遺產就會轉入他們的名下。

然而這個病殃殃的哥哥竟對某個婦人感到傾心，並表示無論如何都要與她成親。只要結了婚，自然財產便會歸未亡人所有，這樣事情就糟糕了。因此波卡莫夫妻強烈反對兩人結婚，只是最終並無法改變哥哥的決定。

這時波卡莫突然想起他在東方時學過的植物學知識。於是他購買了八十公斤的菸草，再加以蒸餾取出尼古丁。當時尼古丁算是一種新型的毒藥，幾乎無人使用過。

結婚典禮的前夕，波卡莫找藉口邀請哥哥到比特魯蒙的城堡，波卡莫見機撲向大舅子，將事先備妥裝在小瓶子裡的尼古丁強迫他喝下。

當然夫妻很快就被逮捕了（一八四九年），因為死者的慘叫聲及猝死實在令人起疑，而且地板上還留有指甲抓撓的痕跡。流於形式被請來的醫生，甚至沒有察覺到用來消除毒藥痕跡的醋味，便做出死者是死於腦溢血的診斷，只是單憑如此仍無法洗清他們夫妻的嫌疑。

經圖爾奈法庭要求下，進行了數次的動物實驗之後，著名的比利時毒藥學者斯塔斯，終於發現從菸草中分離出生物鹼的方法。當時協助他實驗的人，則是一名在波卡莫家陪同主人研究毒藥，經驗豐富且頭腦聰明的僕人。在這項實驗成功後，人們便很容易從內臟中驗出尼古丁。

波卡莫的犯行就這樣公諸於世，被判處死刑，他所使用的暴力手段，成為毒殺犯罪史上的特殊案例。毒殺犯一般來說都需要老謀深算的詭計。撲向對方強行灌入毒藥的作法，除非在莎士比亞戲劇中，否則難得一見。

而且波卡莫終究只能算是個外行人，他一味相信尼古丁是無人會看穿的毒藥。由此可見外行人有多麼膚淺，不過這世上也有膚淺的內行人，有人明明身為醫生，卻和波卡莫一樣做出魯莽的行為。這個人就是埃德梅·薩繆爾·卡斯塔因（Edme-Samuel Castaing），當時他使用的則是嗎啡。

卡斯塔因在不到八個月的時間裡，用嗎啡殺害了二名友人，他被判有罪後，在格里夫廣場遭受處刑。但是幾名毒物學者卻意見分歧，就連奧菲拉也表明不可能從死者胃中分離出生物鹼。這點在現代同樣不可能做到，因為嗎啡在有機體內部會產生很大變化，一般來說，能在原始狀態下檢測出來的量微乎其微。

醫界的巧妙犯罪

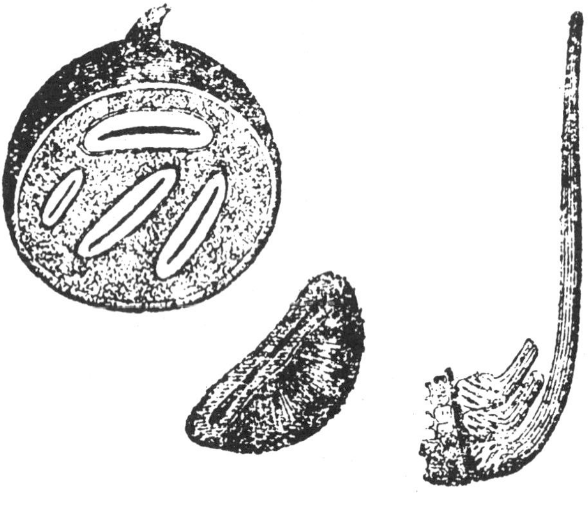

圖47　馬錢子的果實（左）、種子（中）以及外皮上的緞紋狀絨毛（右）

有一種植株低矮的常綠樹，生長在東印度諸島森林裡，蛋形皮革質地的葉片並不美觀，花朵呈白綠色，橙色果實長得像蜜柑，剝開果皮會出現白色明膠狀果肉，當中藏有數顆扁平的種子。這是一種學名為馬錢子（*Strychnos nux-vomica*）的植物（馬錢科），舉世聞名的劇毒番木鱉鹼，就是內含於馬錢子的種子當中。

種子外形呈現圓盤狀，直徑約一英寸，表面上長有緞紋狀絨毛，藥學家一般稱它為「番木鱉」或「馬錢子」。將這種馬錢子煮沸後混入酒精，並將此溶液蒸餾，於殘渣中加入硝酸後，即會產生非常苦的白色結晶狀難溶性物質番木鱉鹼。一八二〇年，首次將這種生物鹼透過化學方式分離出來的人，就是佩爾提埃（Pelletier）與卡旺圖（Caventou）這兩名法國藥學家。

日後，番木鱉鹼開始登上華麗的犯罪舞臺。番木鱉鹼在藥局櫃上屬於常備藥，可當作醫藥品使用，對於某些行業的人可能很容易取得。接著就來談談一名英國醫生的故事，他利用這種劇毒陸續奪走了不少條人命。

威廉．帕爾默（William Palmer）的父親從事木材生意，家境富裕，一八四六年在故鄉柳吉利這個小鎮上開了一家診所，迎娶安娜．布魯克斯（Anna Brooks）為妻，妻子父親是家財萬貫的上校，可是帕爾默生性嗜賭如命，熱衷賽馬，沒多久便背負了龐大負債。帕爾默的上校岳父已經去世，未亡人瑪麗夫人繼承了許多動產及不動產。一八四九年，瑪麗夫人受邀來到女婿家，後來就這樣臥床不起長達半個月，最後死於不明原因。這次大概就是帕爾默第一次下手殺人。

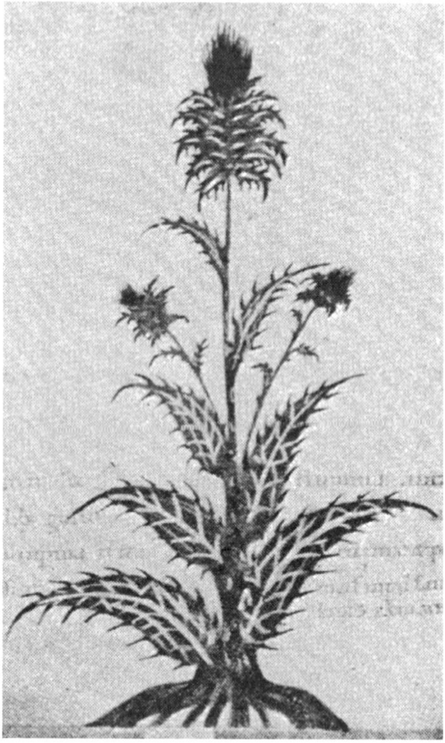

圖48　水飛薊（菊科的一種）。引用自十二世紀的本草書

雖然這第一次的犯行沒有東窗事發，但是帕爾默並沒有得到瑪麗夫人的財產。因為妻子安娜其實是上校的私生女，財產的正式繼承者另有其人，所以未亡人的財產就被委託保管。

希望落空的帕爾默，重振旗鼓後找到了下一個目標，因為他必須設法還債才行。後來他碰巧在賽馬場上，認識了一個名叫布萊登（Bladon）的男子。布萊登在賽馬場上能呼風喚雨，手掌賽馬的帳簿，類似組頭的角色。只要搶走帳簿，就能得到大筆錢財。

帕爾默和布萊登熟稔之後，邀請他來柳吉利的家中，沒想到他的命運也是一樣，不到十天便突然去世了。後來帕爾默委託醫生班福德（Bamford）開立死亡證明書，這個善良的七十幾歲老人與帕爾默相識已久，老醫生心無質疑，便在布萊登死於霍亂的死亡證明書上簽下大名。

畢竟布萊登是死於可怕的傳染病，因此屍體很快就入殮，據說他的未亡人也沒有另請調查的意思。雖然有人對於賽馬帳簿遺失一事起了疑心，卻無法單憑這個理由便控訴醫生。

犯罪成功後帕爾默感到非常開心，接著又想出了新的犯罪手法。後來他再次借款，幫自己妻子保了人壽保險，與三家保險公司簽下總額一萬三千英磅的保單，當然只要妻子一死，保險金即會歸他所有。

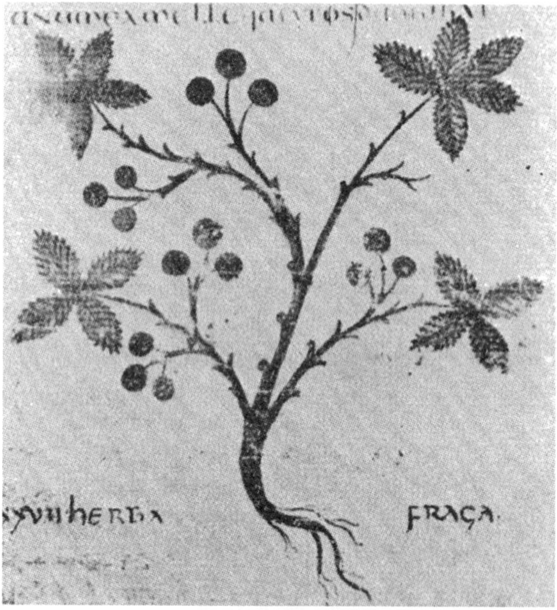

圖49　莓。引用自萊登的阿普列尤斯本草書。七世紀

可憐的安娜，年僅二十八歲便苦悶而死。無須多言，帕爾默當然喜不自勝地得到了一萬三千英磅，而且死亡證明書上果然寫著死於霍亂。愚蠢的老醫生班福德，這次同樣在不知情的情況下，成為了帕爾默的共犯。

下一個犧牲者是帕爾默的親弟弟，名叫沃爾特（Walter），有嚴重的酗酒問題，帕爾默打算花八萬英磅，以非法合約的方式替弟弟購買人壽保險。不過卻沒有一家公司願意簽下如此愚昧的保單，唯獨威爾士王子這家保險公司，表示同意用一萬三千英磅承保。合約簽訂後，他的弟弟很快就在一八五五年八月，死於腦溢血。

然而他在這次犯行並沒有獲得分文，因為保險公司暗中調查死因，得知帕爾默在沃爾特去世的前一天，於斯塔福德一家藥局購買了一盎司的氰化氫。保險公司於是拒絕理賠，最後反而威脅帕爾默，一旦他惹事生非即要對他提起告訴。儘管他城府深密，最終還是只能默默收手。

大部分的犯罪者在當下感到身處險境後，通常會節制先前的魯莽行徑，還會視情況謹慎考慮隱匿行蹤，沒想到帕爾默這個男人，竟然膽大於天。大概是醫生這個職業，正好成為他最好的偽裝，再加上他是一個天生的賭徒，也許總是需要碰碰運氣喜歡冒險生活。

帕爾默照樣上賽馬場，忘我地沉浸在賭博的刺激感中，幾次贏得大錢後，依舊右手進左手出地一擲千金，每天總是被人追債，無法金盆洗手。這時候，他又在賽馬場上結交了一個名叫約翰·帕森斯·庫克（John Parsons Cook）的年輕律師。這個男人也是十分沉迷賽馬，計畫將父母留下來約一萬五千英磅的遺產，完全用於馬種改良。由於氣味相投，兩人一下子便拉近距離，還一起上居酒屋，留宿在同一家飯店。

一八五五年十一月，庫克花了一大筆錢培育一匹年輕駿馬，首場比賽取得冠軍時，辦了一場慶功宴。許多相關人士齊聚一堂，開了香檳，眾人同樂。此時帕爾默見機在酒杯裡倒入毒藥，將毒酒拿給好友喝。庫克一飲而盡後，驚慌地失聲大叫：「酒裡加了什麼，我的喉嚨像火在燒一樣……」，帕爾默笑著回答他：「笨蛋，裡頭什麼也沒有」，自己也喝下了杯中的酒。

但是到了晚上，庫克一直出現嚴重噁心想吐的感覺，在醫生好友的照顧下，還是覺得自己恐怕要命喪黃泉了。幸好在服用瀉藥後，過了兩天症狀便緩解下來，只是身體還是感到些許不適，沒辦法再次前往賽馬場，於是在帕爾默邀約下來到了柳吉利小鎮，租下位在友人家正對面塔爾博茨阿姆斯酒店裡的一間房，暫時待在此地休養。

帕爾默暗自竊笑，事情進行得很順利，獵物已經上勾……不久後，醫生讓庫克接連吞下藥丸，馬上引發可怕的痙攣，從他口中冒出了混著黃色膽汁的泡沫，發出了恐怖至極的哀嚎聲。

番木鱉鹼會出現特有的僵直痙攣症狀，頭部往後仰，雙手震動，全身彎曲成弓狀，猶如用後腦勺與腳跟支撐全身一樣，呈現怪異的姿勢。嘔吐並非番木鱉鹼中毒特有的症狀，不過很多人都表示會同時出現嘴部緊繃、咀嚼困難，伴隨著歇斯底里或是類似破傷風（Tetanus）的痙攣。

而且一般人並不會陷入昏睡狀態，往往意識清楚，所以很難忍受這段時間的痛苦折磨，而且痙攣現象不一定會在一、二分鐘內平息。就算暫時好轉，下顎及手腳還是會反覆顫動痙攣，患者的身體只要稍微碰觸到寢具，很有可能再次引發劇烈的全身痙攣，對於任何刺激都十分敏感。這樣的狀態會持續二、三個小時，因此患者會精疲力盡而累死……。

十一月二十日半夜，庫克突然感到很痛苦。帕爾默為了避免事先計畫好的犯罪動機被人看穿，於是和先前提過的庸醫班福德等三名醫生合作，為瀕死的庫克治療，在他死前最後一刻，帕爾默自己也趕到他床前，讓他吞下了之前吃過的二顆藥丸。藥效很快發揮作用，二分鐘後，臨死前的痙攣使得庫克全身僵直，脊椎彎曲成弓狀，手臂扭曲，雙眼像爆開般睜大。就這樣，最終庫克全身像棍棒一樣變得僵硬，悲慘地窒息而亡。

庫克死後，帕爾默不顧前後請回的三名醫生，接著翻找庫克的衣服口袋，將現金及支票據為己有，隔天馬上無所顧忌地將欠債還清，顯見他實在輕率魯莽又不計後果，他的心理異常實在難以想像。

但是他接二連三的凶惡罪行，終於還是被人發現了。庫克的哥哥心生起疑，要求照規定解剖屍體。這時候警察才第一次出動，進行許多調查，證實帕爾默在下手行凶前沒多久，購買了鴉片、銻、氰化氫及番木鱉鹼等藥物。光是這些藥物，加起來不知道得以殺害幾百人。然而屍體中卻驗不出鴉片、銻或氰化氫，所以想讓帕爾默被定罪，唯有證明庫克是死於番木鱉鹼才行。

訴訟轉交至倫敦後，突然引起熱烈爭論。法庭上聚集了多位著名人士，大家從一八五六年五月十四日一路辯論到二十六日為止。站在證人席上的毒物學家及專家，每個人都自顧自地陳述了意見。有些人認為死因是癲癇，有的人說是破傷風，甚至有人說是腦溢血或梅毒。終於在最後經動物實驗後發現，庫克是死前服用過番木鱉鹼的藥片，大部分的人也傾向這種說法，於是被告才會落入極為不利的處境。

此外，帕爾默被捕前曾經不小心露了口風。其實當哈蘭德（Harland）博士為了解剖來到事發的小鎮上後，他曾興沖沖地前去迎接，用十分積極的語氣提出自己的看法，明示哈蘭德庫克經常會癲癇發作，頭部患有難治的痼疾。

後來帕爾默還一臉無知地參與解剖，當執刀者從庫克胃中取出部分發現到的物質時，帕爾默隨即用手肘故意頂撞執刀者，害執刀者手震了一下，弄丟了取出來的物質。後來有人證實了這件事，讓他的處境更加不利。

當然在眾人之中仍有人為他辯護，知名的毒物學家雷斯比宜博士便是其中一人，他主張庫克是否真的死於番木鱉鹼，其實很難輕下定論。不過大部分的人早已偏向泰勒（Taylor）博士明確的說法，律師歷經八小時熱烈地來回辯論，最終也是無濟於事。泰勒博士作證時如此說到：「身為一名醫學教授，我敢保證唯有番木鱉鹼，才會造成庫克的症狀。」

宣告死刑後，奇怪的謠言在倫敦大街小巷中流傳。傳聞過去遭庫克拋棄的情婦，為了報仇才會下毒將他害死。

六月十四日處刑當天，許多群眾聚集在斯塔福德圍觀。自伊莉莎白時代以來，盎格魯─撒克遜人就非常喜歡旁觀殘虐的執刑過程。不過帕爾默完全不失威嚴，直到最後仍堅持自己是遭到誤判的受害者，光明坦蕩地赴死如歸。

有一件法國的詐保案件，與帕爾默事件十分類似，差不多發生在同一時期，引發了眾人熱議，就是庫帝・德・拉・波姆雷耶（Coury de la Pommerais）事件。十九世紀與愛倫・坡齊名的恐怖小說作家，利爾─亞當的短篇傑作《斷頭臺的祕密》[1]，正是以這起事件為原型。

一八三〇年，德吉雷・艾德蒙・庫帝・德・拉・波姆雷耶在盧瓦爾省出生，和帕爾默同樣是名醫生，來到巴黎開業。他瘋狂地想要出人頭地，愛慕虛榮，十分追求時髦。依據利爾─亞當的描寫，波姆雷耶這個人「有著神經質的雙眼、好講理的外貌、沙啞低沉的嗓音、能辯善道之人特有的方正表情、做作的高雅舉止」。

波姆雷耶精打細算，為了嫁妝娶了一個有錢人家的女兒克羅蒂德（Clotilde），但是從婚前，他便一直與年長他十二歲，一名貧窮畫家的未亡人普歐（Pauw）夫人偷偷來往。普歐夫人與他之間生下了二個孩子，但是她已經年老色衰，似乎無法繼續維繫兩人之間的愛情。後來波姆雷耶結婚之後，就再也沒上情婦家了。

一八六一年十月，在結婚後的第三個月，波姆雷耶的岳母杜比齊（Dubizy）夫人來到女婿家中拜訪，晚餐才吃到一半，竟突然疾病發作去世了。夫人一向精神很好，身體健康，這把年紀還不用擔心死亡的問題。其實女兒結婚當時，她並不滿意波姆雷耶的人品，遲遲不願答應婚事，不僅如此，還頑固拒絕年輕夫妻自由運用自己的財產。

顯然岳母猝死，肯定是在波姆雷耶計畫之下慘遭毒手。畢竟只要礙手礙腳的人一消失，他就可以進一步啟動他可怕的殘忍計畫。

他和先前一直斷絕來往的普歐夫人重修舊好，頻繁進出她家。接著在六個月後的一八六三年十一月十七日，這個不幸的女人出現無止盡的嘔吐與痙攣，最後命喪黃泉。

雖然岳母的案件僥幸躲過並沒有東窗事發，不過這次卻事與願違。普歐夫人的小叔得知她死前曾經和好幾家保險公司簽約，因此懷疑她遭到毒殺，才會向檢察廳提起訴訟。巴黎警察調查之後發現，普歐夫人和八家人壽保險公司簽定了總額五十五萬法郎的保險合約。

後來警方將普歐夫人的屍體挖出來，交由著名的藥物學家安布羅斯．塔迪厄執刀解剖，發現並沒有腸胃穿孔也沒有慢性病的症狀，完全沒有毒殺的嫌疑。但在搜查波姆雷耶自宅後，搜出了十五氂克的毛地黃毒素、氯化汞、顛茄、毒參、氰化氫與番木鱉鹼等約九百種毒藥。坦白說即使是醫生的家，擁有這等數量的毒藥也實在離奇。

再加上波姆雷耶還疏忽了一件事，他並沒有將死者的嘔吐物清理乾淨。經藥物學家塔迪厄與羅森仔細分析後，將死者的嘔吐物連同胃內的物質讓動物吃下，結果動物幾乎是立即死亡。因此二名藥物學家做出結論，認為夫人死於植物性毒藥，然而植物性毒藥幾乎不可能藉由化學方式分離出來，不過毒效與毛地黃毒素中毒十分類似。

毛地黃毒素的原料來自毛地黃這種植物，在西歐山林中是極其普通的藥草，俗稱「狐狸手套」或是「死人手指」，淡紫紅色的美麗花朵屬於觀賞用途，庭院中皆能見到，另外也會栽培用來當作藥物（強心劑）。毒性內含於葉片當中，稱作毛地黃毒素，主成分為洋地黃毒苷，屬於另一種劇毒。自古以來毛地黃用作藥物時，大多會將葉片泡在水裡，像泡茶一樣輕煎。

毛地黃能改善全身的血液循環，消除局部淤血，調整並強化心臟功能，同時也會囤積在體內，有時恐出現可怕的中毒症狀。大量服用不僅會引發嘔吐、腹瀉及腹痛等症狀，還會出現黃視症及其他視覺障礙、遲緩的心律不整、低血壓、不規則脈搏、伴隨期外收縮的心室頻脈、心室顫動而造成死亡，實在是不容輕忽的劇毒。

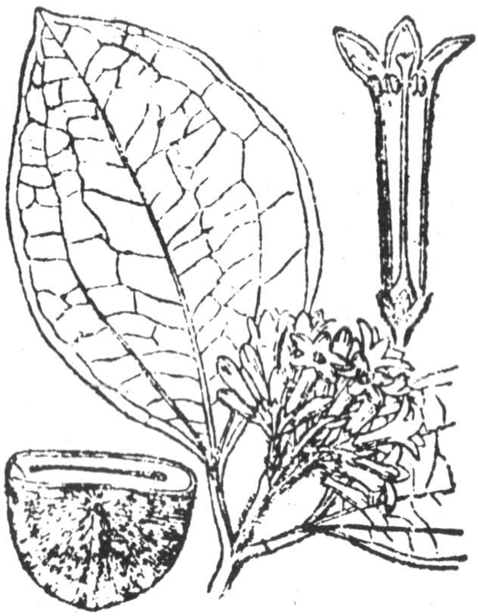

圖50　馬錢子

毛地黃毒素在化學反應上作用遲鈍，並不十分特殊，因此塔迪厄及羅森這二位藥物學家，才會想到從屍體內臟萃取出毒藥，再透過動物實驗進行生物學方面的測試。

採用這種作法其實困難重重，導致法庭上議論紛紛，後來在實驗生理學權威，巴黎大學教授克洛德．貝爾納（Claude Bernard）出馬下，才讓法官認同這項操作手法能提出真憑實據。事實上就是從這起庫帝．德．拉．波姆雷耶事件以後，毛地黃毒投毒才開始能藉由生物學方式檢測出來。

雖然波姆雷耶的律師不得不承認詐保的事實，卻以毒殺犯罪事實不充足為由，在法庭上熱烈辯論了四小時之久。

但在克洛德．貝爾納這樣的化學權威發言後，無論如何巧辯，終究無法擺脫嫌疑。儘管媒體輿論沸沸揚揚，波姆雷耶幾乎毫無減刑餘地而被判有罪，一八六四年六月九日凌晨，他在巴黎的拉．羅凱特廣場被送上斷頭臺斬首，享年三十四歲。

波姆雷耶是冷酷的科學家，也是無神論者，憤世嫉俗又傲慢，在法庭上招眾人十分嫌棄，直到最後仍堅稱自己無罪的狂妄態度，有如殉難者一般，同時似乎也引起某些人的恐懼及共鳴。

不知道是不是這個緣故，在他被處刑的十六天後，《Gazette des tribunaux》報刊上出現了一則奇怪傳聞的報導。聽說波姆雷耶的醫生同事用他處刑後砍下的頭顱，進行了生物學的實驗。

當然這項傳聞可能只是低級趣味的獵奇謠言，不過小說家維利耶·德·利爾—亞當卻利用這條社會新聞作為短篇的主題，推出了令人直打哆嗦毛骨悚然的著作《斷頭臺的祕密》。

故事大綱如下：名聲無人可及的維爾波博士（Velpeau，作者自己也十分熟知的真實人物），是學士院會員且在巴黎醫科大學擔任教授，他純粹為了科學目的，委託不久後將受死刑的醫生同行波姆雷耶協助某項實驗。這項實驗就是當斷頭臺上的刀刃一刀斬落波姆雷耶的頭顱後，希望他配合博士暗號，可以的話就將右眼皮用力地連眨三下。

「斷頭臺的刀刃落下時，我會站在你的正對面，就在機器的旁邊，盡可能迅速從死刑執行人手中取回你的頭顱。」維爾波博士說。

如此意想不到的實驗究竟有沒有可能辦到，想必大家心裡都抱持著很大的疑問，不過這篇短篇故事給人一種怪誕又毛骨悚然的感覺，是無可比擬的。在我喜愛的維利耶短篇當中，這篇故事尤其稱得上是傑作。

書目註記

1. Le Secret de l'échafaud , Auguste de Villiers de L'Isle-Adam, 1883.

集體殺戮的時代

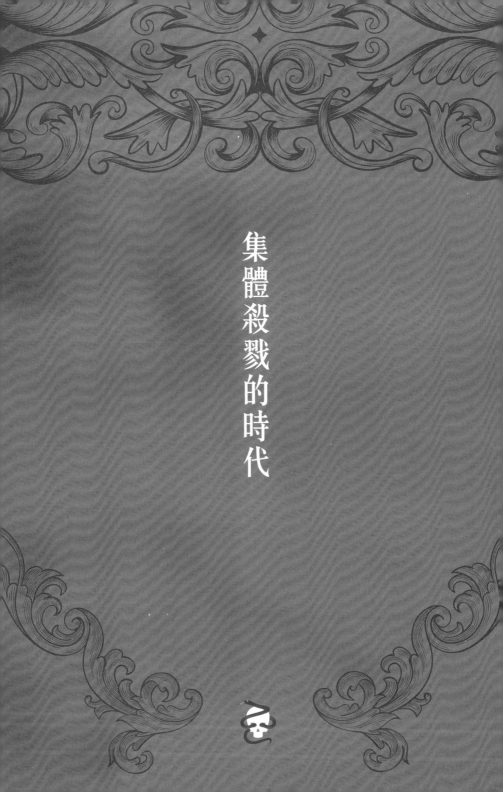

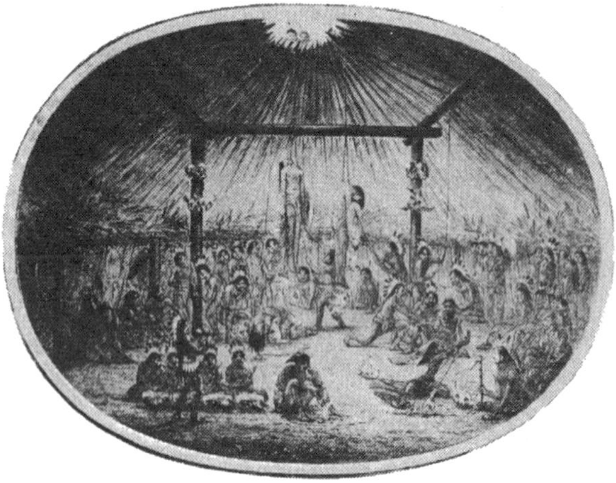

圖51　古代北美土著殘忍的成人式

話說二十世紀這個年代，不但是計畫性集體屠殺的時代，也是細菌戰爭及核試驗的時代。毒藥的運用方法，同時亦擴展成集體性的規模。

毒氣藉由第一次世界大戰，開始成為近代戰爭中的武器，正適合作為這個集體屠殺時期的序幕。加上鐳、鈾及原子塵的可怕毒性，讓人完全無從預測今後將出現何等悲慘的事例。

當然個人使用鈾等物質殺人的例子極為罕見，但也無法保證絕無此例。

一九五一年，墨西哥富豪阿方索・泰薩達（Alfonso Tessada）在國內身亡，他的屍體因為動脈硬化的緣故，難以施予防腐處理。因此一開始雖被判定為砒霜中毒而死，後來第二次將屍體挖出驗屍時，曼努埃爾・桑多瓦爾・維拉爾塔（Manuel Sandoval Vallarta）博士檢出了四毫克的硝酸鈾，這下子突然使事件變得十分棘手。因為要取得四毫克的硝酸鈾，費用可高達十八萬披索！

這種毒藥若非家財萬貫的有錢人，否則根本無法使用。不過另外還有許多種類的毒藥，可供二十世紀奸巧的毒殺犯運用。

比方說殺蟲劑、氰化物、病原體（病毒）以及醫藥品等，全都是非常現代化的毒藥。雖說目前尚無機會探討這方面的毒藥，不過坦白說，很早以前大家就已經知道這些毒藥的存在了。

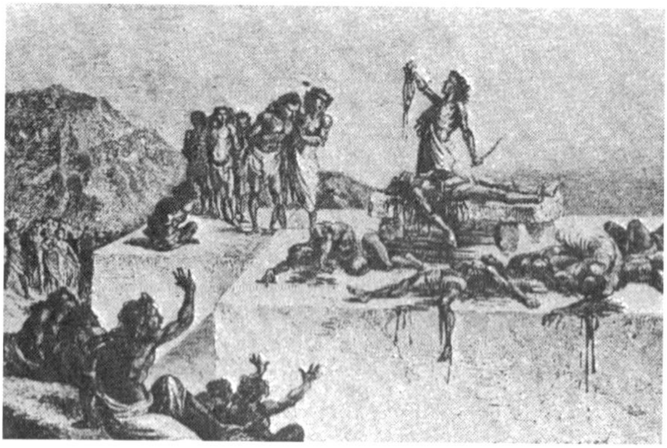

圖52　古代墨西哥阿茲特克族的活人獻祭。貝亞德（Bayard）繪製

在毒物學領域裡，每年都會增加新的毒藥，最令毒物學家驚異的是，這些毒藥在世界各地未開化民族之間，早就使用已久。在這些既古老又新穎的毒藥裡頭，箭毒就是其中之一。

未開化民族將弓箭、吹箭視為唯一的武器，利用箭毒取代步槍大砲。一般認為，箭毒就是東印度土著使用的番木鱉鹼、自古住在西歐的高盧人使用的鐵筷子（主成分為藜蘆鹼的毒草藥）。特別為人所知的，則是美洲原住民的箭毒（Curare）。

可是一般文明人，卻難以得知箭毒的相關知識，所以想要摘下覆蓋在原始民族共同體上神祕主義的厚重面紗，一路上將困難重重。恐怕直到現在，棲息在非洲、東南亞、南美的土著，依舊在狩獵或戰鬥時，使用塗上了毒液的弓箭和吹箭。

箭毒的採集方法，僅有酋長及部分巫師知曉，只會傳給後代子孫，絕不會外傳。在某些部族之間，甚至會避諱談論箭毒的作法。

在許多箭毒當中，格外令我們感興趣的，就是前文提過南美土著所使用的箭毒，這段故事得回溯到十六世紀末，華特·雷利將箭毒帶回歐洲說起。未開化民族習慣在一種神判法中，使用箭毒懲裁罪人。

因探險而聲名大噪，同時也是歌德（Goethe）及席勒（Schiller）好友的德國自然科學家亞歷山大·馮·洪保德（Alexander von Humboldt），就是在無意中被壺中流出的箭毒，滲進昆蟲咬傷的傷口後中毒身亡，還有同行的一名友人也是在不知不覺中，從手指的傷口沾到箭毒後昏死。後來箭毒就這樣，在過去經常到蠻荒之地的探險家之間，造成了一陣恐慌，因而聞名於世。（這部分的記述引用自伊澤凡人著作的《毒》一書。）

而且箭毒侵入體內的時候，會使筋肉內的運動神經末稍麻痺，所以完全不會感到痛苦。每次使用箭毒時，動物倒下後並不會出現明顯異狀，只會呼吸困難動彈不得，不久便會死亡。不過最有趣的是，吃下箭毒的話並不會中毒，所以被箭毒毒死的動物不但完全不會痛苦，就算吃下這些動物的肉也不會有任何影響。

最近有一名間諜被蘇聯逮捕後遣返美國，他是名叫鮑爾斯的U－2偵察機飛行員，由於他身上攜帶了箭毒和注射器，所以曾造成話題。間諜持有自殺用的毒藥，自古以來司空見慣，然而隨身攜帶箭毒可是非常罕見的例子。

畢竟注射了箭毒之後，人類只會無法動彈，幾乎不會死亡。血管中的毒素濃度會使人發生麻痺現象，進一步正確來說，人會麻痺取決於毒素在血管當中和肌肉當中的濃度多寡，所以說，只要毒素沒有進到血液當中，通常不容易致死。（因此在狄克森．卡爾的《赤後家殺人事件》[1]中，必須使毒藥混入血液，所以才會利用牙齒出血的手法。）

克洛德．貝爾納研究過箭毒的作用機制，他發現必須直接刺激血管才會令箭毒起作用，通過

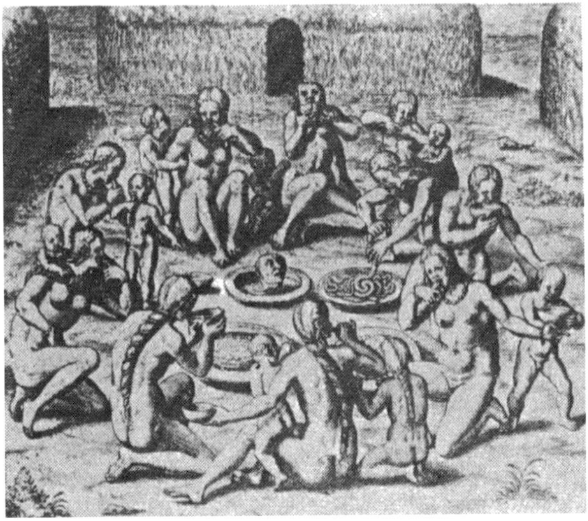

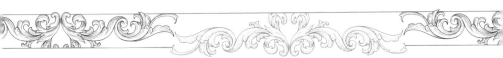

圖53　吃人肉的巴西土著。十六世紀的版畫

神經刺激並不會產生中毒反應，因此證明毒素進入血管即會產生明顯反應。這是生理學方面的問題，第一次利用毒素獲得解決的例子。

可萃取出箭毒的植物，和番木鱉鹼同屬馬錢科的藤本植物，毒素內含於植物外皮和木質部當中。生活在圭亞那、巴西、祕魯、亞馬遜河流域等地的土著居民，都知道這種植物的可怕之處。

有一點很有趣，據說土著在調配箭毒萃取液的同時，還會舉行類似祭祀的儀式。由擔任「毒男」一職的人，分派眾人工作。當鍋中毒藥逐漸滾滾沸騰後會冒出有毒氣體，因此大家會遠離鍋爐，只是必須留下一人在旁照看，所以這個工作會找老太婆負責，讓她為族人犧牲性命。等到箭毒萃取液熬製完成後，眾人聚在鍋邊觀看之時，老太婆通常已經全身冰冷了。

話說在集體殺戮時代的二十世紀，還有另一項特徵，就是隨著科技文明的進步，中毒事件的數量也是直線攀升。一九五七年巴黎發生的中毒事件就有一千九百一十五起，同一時間在紐約則有七千起。

如此進步的淒慘代價，其實散布在近代文明的生活當中，與許多有害物質息息相關。無知的孩童還有輕率的成人，一直暴露在吸收這些有害物質的危險底下。

都會生活不可欠缺的醫藥品、催眠藥、鎮定劑，這部分就是屬於第一類。除此之外，用來確保食物保存無虞，或是為了看起來更加美觀可口，於是在食品中添加的有毒物質，諸如人工色素、防腐劑則屬於第二類。第三類為近來登上日本週刊雜誌蔚為話題的廚房用洗潔精、酸性清潔劑與金屬拋光液等。

第四類是這當中最可怕的農藥、殺蟲劑，事實上這類有毒物質已經在世界各地造成集體死亡事件，且人數非常驚人。

千葉大學的小林龍男教授表示：「最近在日本為了驅除害蟲，四處散布了特普（焦磷酸四乙酯）以及巴拉松等各種有機磷化合物，這些有毒物質會危害人體，已經在日本各地造成許多問題。」如此說來，想必有些讀者會想起葡萄酒中摻入農藥的集體殺人事件，後續更有利用特普殺人、自殺、意外死亡等等的報導，攻占了社會新聞的版面。

工廠的廢氣及廢棄物汙染了空氣與河川，再加上銅及放射性物質囤積在土壤當中，全都對現代生活帶來可怕的影響。在科技文明的推波助瀾下，地球上每一個角落的土壤和水源變得骯髒汙穢，足以稱作大自然的事物日漸減少。

照這樣來看，現代的我們比起過去有一個洛庫斯塔，或一個布蘭維利耶夫人存在的時代，暴露在更多樣化的毒藥危險之中，每一天都活在詛咒之下。

舉一個耳熟能詳的例子，他算是極具二十世紀特色的毒殺犯，這個默默無聞的犯人於一九五九年十一月，在慕尼黑「自由歐洲電臺」員工餐廳的鹽罐中，摻入了用來當作眼藥水，屬於生物鹼之一的阿托品，企圖一舉殺死一千兩百名員工。這起事件最終成為疑案，究竟布蘭維利耶夫人還有洛庫斯塔這種在過去傲世輕物的毒殺狂，能夠想像得到如此不負責任的大規模屠殺嗎？

毒殺犯的意識，就像負責按下原子彈或導彈按鈕的人一樣，會無限擴張，生於科技文明時代的毒殺犯變得默默無聞，淹滅了他們的責任。這就是二十世紀的特徵。

正如從前精巧的手工藝品讓位給近代枯燥無味的量產商品，已往傲世輕物的毒殺狂熟練殺人手法，如今也漸漸地在我們眼前消失。

隨著毒殺犯意識一路擴張，他們使用的毒藥種類也變得複雜且毒效顯著。接下來便參考科恩—阿布雷斯特在《毒理學概論》[2]一書中的分類法，引用如下：

(1)氣體毒藥（一氧化碳、刺激性氣體、毒氣與混合氣體）

(2)揮發性毒藥（酸及氰化氫化合物、氯仿及其衍生物、苯酚、二硫化碳、苯、硝基苯、苯胺、酒精、醚、醛與汽油）

(3)金屬性毒藥（砒霜、硒、銻、汞、鉍、鉛、銅、銀、白金、鎘、鋅、錫、鋁、鐵、錳、鉻、鉈、鎳、鈷、鎂、鈣、鍶、鋇與鐳）

(4)酸、腐蝕劑、防腐劑（硫酸、硝酸、鹽酸、氯酸鹽、次氯酸鈉等。碘、糞臭素、硼酸、硼酸鹽、過氧化氫、過二硫酸與有機酸）

(5)和生物鹼、醣苷以及和生物鹼以相同方式萃取而出的毒藥

這些分類還考量到最近的新發現並納入其中，整體來說十分出色。不過知識總是一直在進步，隨著時間流逝，想必這些分類也一定需要大幅修正。

雖然知識不停在變化，但是毒殺犯的心態卻依舊如初。活在二十世紀這個巨人時代下的毒殺犯，他們的心理與中世紀毒殺犯並沒有太大差別。其實會驅使他們下手行兇的動機，脫離不了陰暗的情欲、自私的心理、復仇與嫉妒之心。

就連在二十世紀中期，類似中世紀妖術的行為依舊屬於現在進行式。

我記得在前文提過，有一個德國的平民百姓十分迷信，深信不足月出生的女兒將會成為女巫，於是毒殺了自己的親生女兒，其實這起事件並非唯一的特例。

占卜師、魔法師或密醫這類人，不僅在鄉村，更在文明國家的都會區橫行，時常向顧客推銷近似劇毒的藥物，還有詭異的草藥。三流情色雜誌的廣告欄上，頻頻出現春藥及壯陽藥的誇大廣告，這種情形無論從前或現在都是一樣。

例如曾經發生過這樣的事。一九五五年，在法國有一個精神病的母親生下了四個孩子，後來她竟下手毒殺了和前夫所生的兒子。她模仿兒子女友的筆跡，寫信給正在服兵役的兒子，隨信一併送上了裝有苯巴比妥的小瓶子。瓶子上的標籤寫著「婚姻之夜」，裡頭的液體則是類似春藥的桃紅色糖漿。信中內容如下所述：

「親愛的羅比爾：

想到我的時候，就請你喝下這瓶飲料。這是愛情之藥，具有顯著的效果，只要一喝下，你就會更加愛我，充滿幸福感。我也喝下了這瓶藥，做了非常幸福的美夢。夢中被你擁抱在懷裡……」

苯巴比妥是一種會引發中樞麻痺的巴比妥類藥物，也稱作迦地那或魯米那，被當作一種安眠藥，當然服用過量就會致死。羅比爾以為在喝春藥，於是一飲而盡，按照母親的計畫被毒死了。

另外還有這樣的故事。一九五八年，美國一個年輕遺孀因犯下毒殺案被送上電椅。她信仰西印度群島邪教的巫毒教，點燃黑蠟燭用雞獻祭，藉此詛咒敵人。他們堅信儀式進行期間，無論自己做了什麼都不會東窗事發，於是她用砒霜將兩任丈夫、婆婆、九歲親生女兒一個個下毒殺死。

肯亞某個地下社團大量購買了老鼠藥，引起住在同地區歐洲移民相當大的恐慌，所以說無論是地下社團或是邪教徒，盲目迷信的犯罪，今時今日也絕對不會從此消失。

接著要介紹的故事，算是毒藥與妖術的奇妙結合。巫毒教儀式中使用的人偶，曾經從海地銷往美國，不過買下這種人偶的人，都免不了會中毒。在喬治亞州的亞特蘭大，就有五十名碰過這些人偶的學生感到異常不適。儘管有迷信指出人偶會帶來不幸，但是這樣的迷信根本不足為信。因此美國衛生部門覺得事有蹊蹺，於是展開了調查，後來才發現，這些人偶都是用腰果（產自印度的漆樹科有毒植物）製作而成。

人偶頭部塗上了腰果油，會散發出有毒氣體，當有人玩弄人偶四、五十分鐘後，皮膚就會變色。而且人偶被挖空的眼框裡，還內含足以輕鬆殺死一個孩童的雞母珠毒素。當然後來衛生部門做出處置，立即禁止販售這些人偶。

在此針對氰化鉀在內的氰化物為大家說明，畢竟在這之前，一直沒機會為大家好好介紹。

古埃及人有一種習慣，他們會使用從桃花中萃取而出的氰化鉀毒殺君王，但我認為昔日的氰化物，與現在經化學方式製成的精純氰化鉀，在毒效上有顯著差異。

化學提煉精製而成的任何一種氰化物，只須吃下微量，便可立即使人喪命，因此近代的自殺者及殺人犯都偏愛這種劇毒，不是沒有原因的。

以致死量來說，僅需氰化氫五〇到一〇〇毫克、氰化鈉一五〇毫克或氰化鉀二〇〇毫克，服毒後五分鐘內必定死亡。氰化氫在空氣中的最高容許濃度，則為一〇ｐｐｍ。

在奧菲拉的時代，要精製出氰化物還是一件難事，所以危險度並不會太高。殺害拉斯普丁*的凶手，是否持有這種藥效不完整的毒藥呢？總之他們並沒有成功下毒殺死拉斯普丁，後來才不得不拿銀枝燭臺將他打死。

傳聞使用氰化物需要慧心巧手。毒殺犯想讓對方吞下毒藥，任何步驟都不能馬虎。因為氰化氫具有類似扁桃的特殊臭味，一入口黏膜即會出現強烈的刺激感。關於這點，帝銀事件*的犯人手法巧妙，在毒殺歷史上可說是無與倫比。

帝銀事件中使用的毒藥，經由被害者胃部內容物的分析結果證實，鐵定為氰化鉀或是氰化鈉。原本依照松本清張等人的說法，這些毒藥都是由前陸軍研究所製造而成，與特殊的速效型毒藥丙酮氰醇極為類似。

不知名的犯人（刻意避免斷定為平澤貞通）在遞出東京都防疫官的名片後，走進已經拉下鐵門的銀行，謊騙毒藥為集團用來預防痢疾的藥物，讓十六名行員服下。

此時犯人還說：「這些藥碰到牙齒會使琺瑯質損傷，因此我會教大家如何服用，請大家遵照我的作法吞下。」接著只伸出舌頭，讓大家觀察如何用舌頭中間將藥物送進口中。

全部行員依照指示吞下藥後，出現了刺激性非常強的藥效，就像不會喝酒的人喝下了烈酒，胸口宛如燒起來一樣感到十分痛苦。還有倖存的證人表示：「臭味很像汽油，舌頭會刺刺辣辣的。」另外還有人說：「看起來是淡黃色，聞起來很像氨的臭味，嚐起來苦苦的。」

一九五四年在比利時的艾格蒙事件中，同樣是吃下內含氰化氫的點心後，命懸一線的被害者也提出了類似的說法。

「具有令人排斥的味道，而且聞起來像石油一樣臭，胸口出現灼熱感。下巴肌肉會突然變僵

＊ 格里戈里・葉菲莫維奇・拉斯普丁（Grigoriy Efimovich Rasputin），俄羅斯薩拉托夫省人，尼古拉二世時代的神祕主義者，被認為是東正教中的聖愚，在俄羅斯帝國末年有顯著的影響力。

＊ 帝銀事件：一九四八年（昭和23年）一月二十六日發生於日本東京都豐島區帝國銀行（後來的三井銀行，現時為三井住友銀行）之一起毒殺銀行搶劫案，案中造成十二人死亡。

硬，無法言語。讓人不得不將身體往前彎，將口中的巧克力吐出來。」

一般人都深信，氰化物中毒後很難救回一命，所以這些倖存者的證言格外難得。

不過氰化物的毒性反應會依個人體質而異，用氰化鉀自殺未必一定成功。

儘管拉斯普丁吞下了大量的氰化物，卻沒有喪命，反觀前納粹戰犯赫爾曼．戈林（Hermann Wilhelm Göring）的例子，他一直將氰化鉀裝在玻璃膠囊內藏於腹腔，最後在執刑前一刻，於拘留所裡成功自殺身亡。

另外有一個德國的細菌學家赫爾曼．伏特，竟拿妻子牙刷沾上破傷風梭菌將她殺死了，後來他被人懷疑下手行兇，於是在一九五九年，同樣試圖用氰化鉀自殺，只是並未成功。

最後要為大家舉一個實例，說明一下氰化物處理起來有多棘手。一九六〇年一月在英國一個村落裡，裝滿三大箱總計一三六公斤的氰化物，從急駛而過的卡車上滾落下來。

當下馬上發布緊急事態，警察趕到現場後，發現一個箱子的蓋子已經打開，而裡頭的氰化物居然足以殺死一百萬人！

因此警察不得不用大量的水沖洗，加以稀釋氰化物的濃度，接著還必須倒入中和劑才行，所幸並沒有任何一個人受害。

書目註記

1. The Red Widow Murders , Dickson Carr, 1935.
2. Précisde de toxiologie, Kohn-Abrest, 1955.

文庫版後記

這本《毒藥手帖》宛如一本毒藥文化史，主要藉由趣聞軼事鋪陳而成。內容從古代的埃及、希臘直到現代，按照時間順序排列。大家不妨想像成用毒藥此一主題作為緯線，編織出一張小小的文化史壁毯。

自古希臘開始，毒藥早已在人類之間營造出戲劇性的故事，猶如不可或缺的要素。在希臘悲劇中，其實毒藥時不時就像不祥的命運之神一樣登場。在索福克勒斯的《特拉基斯婦女》一書中出現的赫拉克勒斯（(Heracles)，就是因為妻子企圖將春藥塗在他的衣服上，才會中了勒拿九頭蛇之毒而亡。大家應該都知道，尤里比底斯的美狄亞精通毒藥，拉辛的費得爾也是服毒自殺。

這些毒藥隨著歷史的進展，如何像神明一樣展現出不同的影響力，就是我想要在本書中詳述的內容。

本書連同《黑魔法手帖》以及《地下社團手帖》組成了三部曲，原本於專業推理小說雜誌《寶石》上連載（一九六二年一月至十二月止），後來由桃源社推出單行本（一九六三年六月），另外還在一九七〇年二日，收錄於《澀澤龍彥集成》第一卷中。

我必須先向大家預告，一被拔下即會發出人聲，中世紀赫赫有名的毒草曼德拉草之相關記述，本書僅概略提及一二。日後我將完成〈關於曼德拉草〉（收錄於《澀澤龍彥集成》第三卷《解剖色情學》中）一文，補齊不全之處。

澀澤龍彥

一九八三年十二月

毒藥手帖

出版◆楓樹林出版事業有限公司
地址◆新北市板橋區信義路163巷3號10樓
郵政劃撥◆19907596 楓書坊文化出版社
網址◆www.maplebook.com.tw
電話◆02-2957-6096 傳真◆02-2957-6435
作者◆澀澤龍彥
翻譯◆蔡麗蓉
責任編輯◆周佳薇
校對◆周季瑩
封面插畫◆安品
港澳經銷◆泛華發行代理有限公司
定價◆380元
出版日期◆2022年9月

國家圖書館出版品預行編目資料

毒藥手帖 / 澀澤龍彥作 ; 蔡麗蓉翻譯. -- 初版. -- 新北市 : 楓樹林出版事業有限公司, 2022.09 面； 公分
ISBN 978-626-7108-67-3（平裝）
1. 毒理學 2. 通俗史話
418.8 111010544